拒絕癌症

鄭醫師教你全面防癌、抗癌

鄭煒達 醫師◎著

目錄

◆預防篇

◆養護篇

Chapter7 如何面對癌症，追蹤癌症？

Chapter8 癌症治療從吃開始

Chapter9 享受無癌生活

拒絕癌症

鄭醫師教你全面防癌、抗癌

鄭煒達 醫師◎著

培養防癌爲先的觀念

洪耀欽（台中市防癌協會理事長）

聽到「台中市防癌協會常務理事」鄭煒達醫師，要出版有關癌症整合治療的書籍，很是驚訝，也很高興。驚訝的是鄭醫師原出身小兒科，居然走進抗癌領域，並累積多年臨床經驗著書；高興的是防癌領域自此多了一位夥伴，以後可以一齊努力，為癌症病人解除或減輕痛苦。

鄭醫師是我陽明醫學大學的學弟，也是我在台中榮民總醫院接受婦產專科訓練時，新生兒的急救團隊。之後鄭醫師走到基層服務民眾，因學有專精又熱心照顧病人，奠立良好的風評。

兩年前我擔任「台中市防癌協會」理事長，看見名單上，鄭醫師出任常務理事一職，當時納悶於鄭醫師的小兒科背景，進入防癌協會能夠發揮什麼？一次相談下，才發現鄭醫師已潛心鑽研多年，幫助許多病人走向健康之路。

這本深入淺出的書，就是鄭醫師累積多年的抗癌心血，從癌症理論一路講到飲食概念，我有幸搶先拜讀。我相信癌症病人如能積極地按照書上的概念，由精神、生活、飲食、排毒及防毒，將大大提升整體醫療的效果。

一般民眾也可藉由本書介紹的方法，培養防癌為先的觀念，使自己免於癌症的威脅。但願本書的推廣，可以幫助更多的民眾，也希望鄭煒達醫師能再接再厲，繼續出版防癌的相關書籍，造福更多人。

治本清源的保健之道

張武修（臺北醫學大學公衛系教授兼公衛營養學院副院長）

煒達兄在中臺灣深耕臨床小兒醫學二十餘年，他和我的許多同學一樣，從醫學院畢業後，幾乎全年無休，從不間斷醫療服務。許多我的親友、父老小孩都曾受他的照拂，感念至今。

但是醫師絕非萬能，即使再富愛心、再有超群技術，仍然有其極限；大小醫院中，每天仍有許多束手無策的情況發生……

在公共衛生預防醫學工作二十多年，實際參與過歐美非的跨洲醫療，越來越覺得，醫師不應該給病人或一般人錯誤的觀念，造成醫藥的過度依賴，甚至讓民眾認為只要有醫師、有醫院，以及保險制度，就可以將自身疾病問題全託給醫療人員負責！

病人或民眾是需要為自己和家人的健康，負起最大的責任才是，而醫師和其他醫療人員的職責，在於全力協助人們追求健康的身心與社會關係，這才是以病人及民眾為中心的醫療服務，也才是治本清源的保健之道。

煒達兄這本書清楚見證了一位優秀醫師多年的良心經歷，讀來真正過癮，也應該推薦給更多的朋友才是。

人們自身的養護指南

商東福（行政院衛生署國際合作處副處長）

鄭醫師雖然是小兒科過敏性疾病的專家，但他並沒有忘記作為一名醫師的初衷，持續吸收新知識，學習新技術，視病猶親，白袍不改慈心。

他所著眼處，不只是解決患者前來求醫的疾病，他還進一步了解患者的整體狀況，甚至是生活習慣與環境，因此體會、驗證出一套絕佳的防癌策略。

誠如他在書中所敘，這樣的策略不只是被動消極的防堵癌症，而是作為預防醫學，提供人們自身的養護指南、健康準則。

因此，這本書不僅適於一般社會大眾或患者閱讀，也可讓其他人明白身為一名醫者的觀察與省思。

找回身體自癒的力量

傅雲慶（台中榮民總醫院兒童醫學部主任）

鄭醫師為人誠懇平實、做事認真負責，對待需要幫助的病患更富有過人的愛心及耐心，比起一般醫師有著更敏慧的洞察及思考力。

雖然臨床工作依然繁忙，仍積極參與醫療會議、專業進修並發表心得，樂此不倦。正因為具備這樣的人格特質，因此常能診斷出別人診斷不出的病因，治癒別人治療不好的病症。有鑑於癌症是世人健康的頭號敵人，他潛心研究多年、並配合親身的臨床經驗著書，我被他「讓每個人美好的活下去」的動機深深感動。

書中談到癌細胞如何地「啟動」、「分裂」、「增生」、「侵犯」和「轉移」，也點出了「負面情緒的傷害，往往是導致慢性病及癌症的重要源頭」。治療方面除了專業醫療以外，他也提醒大家要避免生活中的有害物質，維持良好的生活習慣，更不要忽略「身體自癒的力量」。

他提到：「如何讓自己美好的活下去，完全取決於你自身的想法。病人自己的意志力，才是能否復原的重要關鍵」。當你認為被打垮時，你才真的被打垮。罹癌後如何重拾信心、正面以對，才是能否治癒的關鍵。

誠如《聖經》上所言：「憂能傷人，喜樂的心乃是良藥！」本書立基於此，提供大眾維繫身心靈平衡的健康觀念，讓我們翻開書，一齊走入美好境界。

自序

讓每個人美好的活下去

鄭煒達 醫師

負面情緒的傷害，往往是導致慢性病及癌症的重要源頭。

人們總是想要在有限的生命中，活得快樂、活得精采，甚至挑戰、創造出無限奇蹟。身心的隱疾長時間被忽視，一旦身體併發病痛時，只想到求助醫生，不去深究前因後果，更忽略了身體自癒的力量。一般人對疾病懷有巨大的恐懼，病痛摧殘時，很容易就繳械投降，任由病魔宰割。

這是絕大部分重症患者，在遭遇病痛正面迎擊時，最直接的反應呈現。

行醫多年，屢屢被病床上一顆顆無助的心，陷入愁雲慘霧的臉龐糾葛著；內心萌生一股力量：一定有更好的方式，可以喚起病患的勇氣，不被重症擊倒！

如果病人真心想要好好活下來，必須弄清楚身體的敵人到底是誰？從何而來？找出真正問題點，清除那些無用而有害的生活習慣，才能以健全真實的自我，重新迎接未來！

身為醫生，作為這些和病魔對抗的英勇戰士的後援，我給予他們實際的信心，增強他們的體能，為他們裝備武器，看著他們在人生的戰役中一個個凱旋歸來，令我備感欣慰。出於這份動力，我願意繼續努力，持續幫助這些暫時在殘酷舞台上掛彩的人們。

慢性病來自身體慢性發炎

九〇年代，在一個機緣之下，我加入第二期的「遠絡醫學」，進一步跨入功能醫學、能量醫學、量子醫學的大門，當時為了瞭解經絡穴道，整整研究兩年中醫和經絡，也將所學結果應用在病人身上，幫助了許多患者重拾健康。

早期治療過敏疾病，認為吃藥和噴藥就能控制病情，但事實上病人完全沒辦法停藥，我曾在一些氣喘病的治療上，開給病人一個吸入劑，但停了以後沒多久又恢復原狀，氣喘病並沒有獲得真正的改善。我明白吸入劑無法真正改善呼吸器官發炎。

在台中榮民總醫院小兒過敏科執業將近二十年，我自己的大兒子卻也曾經飽受過敏性鼻炎所苦，每當冬天來臨就會造成嚴重的鼻塞、鼻竇炎，即使吃藥、噴藥，甚至使用類固醇都沒能改善，雖然到了春天會慢慢轉好，但是隔年的秋冬之際又再度復發，如此反覆侵擾，我就開始思考有沒有更好的方法。

當時，我根據過往研究的針灸學，找出鼻腔、背部、手，這幾個重點穴道貼上藥布，同時搭配有效的藥物治療，也就是「經絡」加上「藥物」的綜合療法，加上飲食調養，大兒子雖然連續流了三天鼻水，鼻子卻漸漸疏通了，這一年開始他就再也不受過敏性鼻炎所擾。

「星星之火，可以燎原。」過敏疾病就好像一把火一樣，若是沒有找到真正的起火點，便會一直持續燃燒，擴及周邊，不可不慎。

所以除了呼吸器官，其他身體各部位也一樣會有發炎的傾向，一把火持續燃燒，可能合併發癢、痠痛、不舒服、失眠、高血壓等發炎反應。

「醫師，求你幫幫我！」

聽見病患無力的哀嘆聲，致使我想要深入了解如何控制發炎的機轉，並且開始思考單純只用藥物控制是絕對行不通的。這時候，能量治療便扮演一個重要的角色，如果運用恰當，可以達到很好的效果，也能及時緩解病人發炎期間的不適。

癌症是身體的慢性發炎

踏入癌症治療，也是出於「讓每個人美好的活下去」這個理念。

癌症是一種身體的慢性發炎，加上基因受到破壞，產生細胞的癌變。

癌症的致病機轉牽涉到許多理論，唯有深入瞭解各種有效治療方式，才能真正幫助病人減輕痛苦，重拾健康。尤其面對化療及放射療法時，治療者內心常懷莫大的恐懼，除了良好的整合治療，一個能夠視病猶親的醫生，才是幫助病人順利度過癌症煎熬的最大關鍵。

「我吃素，為什麼還會得到癌症？」

一個熱心公益的媽媽這麼問我，她是個虔誠的佛教徒，自從退休以來，就加入義工行列，她不解長期茹素為何還會遭受病魔的攻擊。

坊間書籍和媒體報導，常常告訴你吃某些東西就會健康，但是事實上背後參雜其他的複雜因素；因此現代醫病需要整合醫療，所謂的整合醫療就是從生活、飲食、精神，加上實體治療的整合，可能從營養、作息、化療等面向，尋求最有效、副作用最少的方式，讓病人維持身心靈平衡，激起強烈的生存意志，順利度過這段艱辛的療癒期間。

我們要知道面對疾病，例如高血壓，糖尿病等，並不是只治療他的血壓、血糖，也要分析患者身上是不是有重金屬異常、化學毒素過高、所吃的食物是不是有過敏反應、精神壓力是否平衡，作整體瞭解，整理成一個可供理解的流程圖，讓病人明白異常的所在，然後才開始進行調整。透過精神喊話、生活實踐、避免毒素接觸、排毒及營養補充，把病人異常的問題一一加以解決，血壓就能恢復正常，所以合併量子醫學的檢查及功能醫學的應用，定期追蹤，就可以達到良好療效。

我也常常透過訪談溝通及花精療法，慢慢舒緩、釋放病人情緒的壓力，藉由這些方式，才能真正的把疾病消除。各類慢性病，如高血壓、蕁麻疹、情緒異常、粒線體異常導致的神經病變，只要能配合處理，都可以順利的改善、解決，但要留意的是生活方式、飲食習慣如果不改，導致毒素無法排出，整合醫療便不會成功。

比如減重，你可以飲食控制加上適度運動，達到理想的目標並恢復健康，但若是配合營養補充，加速代謝，減重的過程會更加順利。

針對各式各樣的疾病，我漸漸有一些獨特的見解與治療理念，在踏入功能醫學以後，開始慢慢的把整個治療當作整合醫學，因為我發現在臨床治療，有時候病患純粹只要自然醫學治療便可康復，但病人不曉得這種治療是緩和、循序漸進、速度較慢，因此難以接受。比如過敏性鼻炎，若是病人持續兩三週仍在咳嗽、鼻塞，家長也會開始失去耐心，於是放棄，這樣就失去治療的用意。

後來我開始修正，若是合併正統醫療，在前期適度的用藥物治療讓症狀減輕以後，病患就會願意好好接受整合醫學，利用順勢療法，找出毒素或病因加以排除，接著再補充能量，這樣一至二個月以後，可以達到很好的效果，病情穩定，甚至半年至一年都不容易生病，將來更可以用簡單的方式來維持成效。

健康無法速成，維護健康要靠每日經營，而不是等病痛發生了再來著急。

想要活得好，取決於你怎麼活、如何活，是我常常和病友分享的觀念。

漸漸的我在門診上把整合醫學的概念加進去，像小兒科最常看到腸病毒的感染，加上近期的 SARS、H7N9 風暴，病人主要徵狀為高燒，引進臨床經驗，在用藥中加入一些維他命和營養素，同時教導病人飲食和生活管理，透過這樣的整合後，病人即使再怎麼高燒，可能一兩次以後燒就不見了，療癒過程從四天縮短一天。

比較特別的就是在這過程，我很少用退燒藥，也就是病人的燒、痛，我是用一些簡單的藥來處理，並沒有使用抗發炎和止痛的藥，捨去消極的抑制，病人反而更快的減輕痛苦，也能完全解決問題。

修補粒線體恢復免疫力，殺死癌細胞

身體由「正常」到「疾病」到「癌變」是一個進行式。

隨著年紀增加、免疫力下降，基因的病變愈多，致癌的機率就愈高。年齡雖然無法逆轉，健康卻可以由逆轉勝。只要找對方式，就能掌握扭轉健康的那把鑰匙。

預防疾病，維護身體健康，是長期不可忽視的課題，根據行政院衛生署國民健康局公佈「二〇一一年國人主要死因統計結果」，惡性腫瘤居然爬升到所有死亡原因的第一位，而「死亡時鐘」平均每三分二十五秒就響起一次。

一〇一一年國人因癌症死亡人數為四萬三千六百六十五人，每一百人就有二十八點四人是死於癌症，換句話說，平均每十二分二秒就有一人死於癌症，可見現代人長期放任身體發炎的警訊，將自己推入險境。

這些病患需要家庭醫師型的貼身照顧，同時得經由生活衛教、正常飲食習慣改變做起。

面對瞬息萬變的病毒與病症，我總會定期參加各種醫學研討會，借鏡醫學界先進的醫療發現。

二〇〇九年參與第二屆歐洲及世界內科雷射醫學會，會中主要討論雷射的各種運用，尤其是粒線體功能，同時邀請到整合醫療癌症，及愛滋病的理論大師——海因里希．克雷默博士（DR. Heinrich Kremer），討論細胞變化之進化及治療的理論基礎。二〇一〇年為了解美國癌症治療的進展，親赴美國參加功能醫學的癌症研討，學習各種整合療法的運用，像是營養、草藥等整合的治療方法。

克雷默博士曾寫過一本討論愛滋病和癌症的書，他提出：「癌症的形成主要是因為刺激、藥物，或大量的自由基，造成我們身體抗氧化系統衰解」，殺菌力下降就會導致系統失調，無法壓抑癌細胞，而使得癌細胞不斷擴充。

他提出的結論就是修補粒線體，透過粒線體修補以後，病人恢復免疫系統，就能將癌細胞殺死，這個理論後來在德國成為一個醫癌主流，也引導我踏入這個領域。我的德國朋友朱莉安．薩赫博士（Dr. Juliane Sacher）便以克雷默博士的理念執業，成功治療了許多愛滋及癌症病人。

此外，經由介紹，在德國我也接受過一次臭氧治療，操作過程其實很簡單，卻能將身體所有的疲倦都化解掉，療程結束的一、兩個禮拜內，體力和精神仍感覺相當充沛，效果極為顯著。之前朋友的姐姐得了末期肝癌，透過這套方式的指導與治療之後，可以繼續存活十年之久。

隨後在二〇一一年，我在德國認識目前癌症醫學協會的副主席亨氏・瑪斯陀博士（Dr. Heinz Mastall），他就是一個整合治療的開業醫師，已看過一萬個癌症病人，他提供加溫治療、細胞療法，儘可能提供有效地整合醫療，讓病人達到有效地控制癌症。

帶著信念，美好的活下去

如何讓自己美好的活下去，完全取決於自身的想法。

罹癌患者心理上其實不必過於害怕，化療和電療只是療程的一小部分，只需留意把副作用減到最低就沒有問題，相信身體自癒的能量，病人可以因此贏回健康。

從第一線接觸這些醫學界的臨床報告，並透過多年整合醫療的經驗，讓病患順利度過癌症治療，活出自身的精采；如果沒有病症的人，透過這本書可以讓你知道如何避免癌症的出現，藉由「預防醫學」的角度審視生活：想要活、為什麼活、怎麼活，才能真正遠離病痛、擁抱健康，這是本書想要與大眾分享的核心概念。

本書得以順利出版要感謝很多人。

首先要感謝我的太太，在我長期埋首醫務、錄音撰稿時，作為我心靈上最強大的後盾，始終無怨相隨、嫻靜相候，也因為有這份深摯包容的愛，我才能專心致力於本務，濟世醫人，不愧身為一名醫者的使命。

其次要感謝我的三個兒子：堪正、堪弘、堪任，讓我瞭解到為人父的重任，體現到生命的可貴，伴隨他們一日日成長的過程，所有的點滴都成了美好的紀念。

最後，要感謝一路走來願意與我一齊努力的病友們，能夠得到陌生人的信賴，是身為醫者最大的寬慰，醫病關係背後的一句「謝謝」，是病友給予最好的報償。

另外，要感謝「康富生技」副董林庭安營養師，由於她的引介與催生，開啟了著書的構想，還有「博思智庫」蕭艷秋社長及依芳、翔逸、芝菱，由於他們用心的協助與策劃，終於讓本書誕生了。

這本書將作為我推動大眾醫療教育的開端，我願意盡一份醫者的職任，持續幫助更多想要通往美好生活的人們。

- 預防篇 -

Chapter1　未癌綢繆

癌症的故事

1-1

認識癌症，和平共存

「什麼？我罹患癌症了？」

當癌症病人聽到診斷以後，一開始都會無法接受而受到打擊：「怎麼可能，我平時相當注重養生」、「天啊！我造了什麼孽」、「為什麼是我？」「我該怎麼辦」……，心理上會歷經害怕、惶恐、排斥，再來才能夠慢慢的理解、接受、釋然。

然而就在坦然面對之後，緊接著要面臨的是治療的痛苦，以及死亡的迷惘悽愴威脅。

人類的本能都希望能夠好好的存活下去，但是如果身體染患惡疾，加上心理恐懼，產生了難以忍受的痛苦，那麼活下去就成為嚴苛的挑戰。

身為醫者及癌症病患的家人，都會鼓勵癌症患者要堅強的活下去，從治療至康復，這條艱辛又漫長的路程，對於陪侍身旁的親友，身心也陪同患者接受考驗。

其中，病人自己的意志力，才是能否復原的重要關鍵，每天勇敢告訴自己繼續前進，絕不輕易輸給這該死的癌症。

我有一個病人，羅患甲狀腺癌及腦下垂體癌，為了年紀尚輕的小孩，在治療之外依然努力工作，他的堅強令人感動，因為他擁有一個活下去的動力及意念，使得他能夠熬過漫長的療癒期。

那麼癌症又是如何成形的呢？

我們試看癌症的發展步驟，第一階段是「啟動」，主要由化學物質、輻射線和病毒感染所引起，致使基因 DNA 被破壞，啟動了癌細胞生成機制。

第二階段是「分裂」，如果身體的基因運作不良，無法進行修補，就會促進癌細胞分裂，當癌細胞開始分裂，會產生新的癌細胞，如果讓異常的基因繼續分裂下去，並擴及新的細胞，人體正常功能就會被迫改變。

第三階段為「增生」，異常的細胞大量複製，癌細胞取代原始正常細胞，使得細胞功能被迫阻斷，最後會形成一個瘤，通常這個階段，需要十到四十年的時間來成形，這是一個很長的醞釀時間，在臨床上也不易被診斷出來。因此，常常有人會因此延誤重要的治療時機。

最後則會進入到「侵犯」和「轉移」的階段，而此時發現癌症時，已經屬於末期。

其實沒有發現徵兆的時候，癌細胞可能已經潛伏在體內；我們應該要有一些良好的預防措施，一方面避免接觸致癌物，另一方面在飲食起居上，運用一些抗衡物質來保護身體，在第一時間就不讓癌細胞有機會形成，這才是阻絕癌症的積極面，也是最終最好的「克癌」秘方。

過右腦的生活

通常我們人體的免疫系統有第一型和第二型淋巴細胞，抗癌和殺菌主要是透過第一型淋巴細胞來完成，第二型淋巴細胞則是我們身體的防衛機轉，當受到威脅和壓迫的時候，就會進到第二型淋巴細胞，保護身體免於受到摧殘。

淋巴細胞跟腦部健康息息相關，我們知道左腦主思考、推算，專職處理訊息，應付日常生活中的各種壓力；右腦主藝術和感性層面，掌管想像與創造力。因此，左腦會讓身體的免疫系統偏向第二型淋巴細胞，導致它的抗癌力比較弱；而右腦則偏向第一型淋巴細胞，擁有較好的抗癌力。

所以，我會告訴病人：「當你接受癌症治療的時候，除了改善生活作息，這時候你最需要做的，就是『過右腦的生活』，像是聽音樂、唱歌、畫畫、舞蹈、創作等，做一些讓你快樂的藝術性活動，不要再整天坐在電視或電腦前面。」

有些急於看到效果、急於分析的病人，太輕易去比較，造成意志力不堅定，也讓自己活在不快樂的氣氛中，若能運用「右腦思維」來生活，想想自己內心要什麼，勇敢追求就能擁抱快樂，人在高興的狀態，比較能抵禦疾病的侵害，如此，就能在充實的日子裡，輕鬆的活下去。

在美國，我曾碰到一位紐約醫師，他告訴我，他曾治療過一位非常有錢的癌末病人，那個病人願意花費鉅資，接受世界上各種昂貴的治療從不心疼，但是成效卻往往有限，病況也毫無起色，每天活在死神的恐懼當中，非常不開心。

當那名癌末病人到他的診所之後，這位紐約醫師要求病人必須按照他的步調及指示，在名醫遍尋仍不得痊癒之下，因此他決定試著接受醫生的安排與治療，反而因此多活了二十年下來了。

這到底是什麼原因呢？能讓癌末病人生命得以延長二十年之久？重點就在「用對方法」和「快樂生活」。

避吃甜食？

「怎麼可能不吃甜食呢？」一位癌症病人向我抱怨著。

有些醫生為了避免病人的癌細胞擴展，會強制建議病人做一些生活上的限制，比如說嚴格要求規律運動、無毒飲食、避免各種甜食，好像非得把日常的小小享受都給剝奪殆盡，才有辦法成功。

這下子就造成病人心理的壓力及痛苦，當飲食吃得不滿意、活得不盡興，連帶也削弱了抗癌的信念。

在這種情形之下，我傾向替病人尋找替代品，而非全面禁止。例如喜歡甜食的人，可以改變攝取天然的食材，讓食物保有甜味，但絕對不是有毒的糖精。

曾經有一位哲學家說過：「我們要喜歡並接受當下的飲食，然後快樂的享受它！」若醫師今天開給你這樣的飲食條件，你雖不樂意卻仍勉強接受它，那麼這樣的方式，並不會使你獲取健康。因為心平氣和接受，學習慢慢享受食物的鮮美，如此才能達到食療效果，維持身體健康、細胞平衡。

「為了恢復健康，做些生活上的小犧牲都是值得的，」德國女醫生朱莉安・薩赫博士（Dr. Juliane Saccher）提到，如果你想要活下去，就必須要有所犧牲，因為犧牲可以換得生命的安穩長久，在抗癌的路途之上，這個基本信念是支撐我們勇往前走的必要條件。

1-2

癌症的整合治療

我們知道傳統癌症治療就是利用手術、化療、電療、放射性療法，病人透過嚴苛的醫療系統，往往不一定得到好的效果，但是身心備受打擊，有時連求生意志都折磨得消失殆盡。

我有個原本住在台北的病人，今年七十四歲，除了肝腫瘤，還被診斷出大腸癌，緊急送醫診治，當手術進行至化療階段，由於副作用造成全身虛弱無力，四肢麻痺而無法正常行走，同時手腳有水腫現象，對於治療已經沒有懷抱太大希望，他自己也覺得所剩時日不多。

一次機緣下，經由友人介紹，他被送到台中我的診所來，我嘗試運用輔助療法、適度營養補充和注射點滴來加強免疫能力，一段時日，他果然迅速的恢復體能，之前化療所遺留下的副作用也漸漸消失。

從這裡可以看到，單純的傳統治療會對病人造成極大的痛苦，如果能妥善運用整合療法，一方面能讓病人不再恐懼化療副作用，另一方面也可以順利的度過治療過程，大大減少痛苦難挨的時間，並且維持生理機能的健康，使白血球數量正常。

二〇一三年初，當我在德國參與國際醫務會議時，曾經有一個醫師朋友問我：「你從台灣來，你也是做癌症治療嗎？」我回答：「是！」接著他就說：「不管來自哪個國家，其實懂得運用整合治療的醫師並不多，在德國大部分的醫生也只知道化療、放射療法，因此病人往往在治療過程都苦不堪言，任憑醫師宰制！」

整合醫療不只針對癌症病人，也適用於所有病症，這樣嶄新的概念，應該落實在基層醫療當中，造福更多大大小小的患病者，達到最有用且最安全的治療效果，並且讓癌症病患在過程中可以安然度過考驗。

整合治療的重要性

大陸在二〇一三年初引爆奪命禽流感，無法明確找出感染源，使得疫情持續蔓延擴散，一路從沿海深入內陸，無一處能夠倖免。甚至從大陸歸返的台商，或來台觀光的陸客，只要遇有不適症狀發生，就得一一隔離受檢，籠罩在一片病毒陰影當中，人心惶惶。

對於那些抵抗力弱、年老、有慢性病的人，一遇有病毒侵擾，很快就會受到感染，因此起初採取服用「克流感」是必要的，但後續還是得提升自身免疫力才行。

癌症也是一樣，如果癌症惡化非常快的話，病人還是需要經由傳統手術、化療或放射治療，先穩定病況，等到病情稍微緩和，就要從生活、飲食甚至營養保健品、免疫加強劑，來增強病人抵抗力，才能真正遠離癌症的威脅。

台灣的癌症醫療流程，當病人檢查出患有癌症以後，跳脫開業醫師、家庭醫師直接在醫院進行處理，隨後化療工作就交給醫院的醫護人員執行。

目前癌症的發生率越來越高，醫院的醫生相當忙碌，醫師可能沒有辦法跟病人詳談治療細節，因此病人內心的疑惑和痛苦，其實沒有人可以幫他化解。

因此，在這個過程中，開業醫生的角色就很重要，開業醫師勢必要做一個癌症整合的訓練，才能達到照顧病人的能力。

此外，一些不上傳統醫院診治的癌症病人，可能會透過營養師、藥局找一些輔助療法，或是經由親友介紹高價特殊的配方。至於有沒有效果，就無法全面評估。

醫療、傾聽、分享、鼓勵與關懷

根據癌症臨床醫療統計，發現病人除了醫院以外，如果在基層有一個醫師能夠處理化療所產生的併發症，來減輕病人的痛苦及幫病人加油打氣，可以提高病人的存活率。

二〇〇七年的統計數字，顯現出癌末病人平均可以延長六個月至三十個月的存活率，這是一個很顯著的效果，所以絕對不要輕忽照護過程中的鼓勵，和病人討論並分享生活、運動、飲食，使他們融入日常當中。

在我的診療裡，我就是扮演這樣一個的角色：醫療、傾聽、分享、鼓勵與關懷。十幾年前的病友，痊癒出院後，到現在還會經常到我的診所，跟我討論癌症的問題，在醫療過程當中，我總是努力做好一名癌症患者的輔助照顧，讓病人可以順利度過化療的艱辛難挨。

所以醫生不只是診斷病況、動刀、開藥單，還需要身兼一個輔導、關懷的角色，善用整合醫療，達到最大的成效，讓病人重拾信心、恢復健康。

1-3

癌症的自然療法

癌症療法

雖然這幾年推出很多新的化療及標靶藥品，但事實上癌症治療還是受到影響和侷限，例如：以五年存活率來講，乳癌和攝護腺癌可以高到百分之七十；肺癌、胰臟癌、食道癌的五年存活率卻不超過百分之二十，整體而言，罹癌患者的五年存活率大概只有百分之六十。

這其中當然會根據腫瘤大小和位置而有所不同，以及病人個別身體狀況來決定它的治療方式、存活率。

以手術治療來講，若是在罹癌早期會有較顯著的效果，然而一旦腫瘤局部轉移，手術只是把腫瘤拿掉而已，局部轉移的部分則沒辦法切除，只能運用放射治療和化療。

目前針對癌症轉移，化療是使用最多且最普遍的治療方法。

不過化療會產生併發症，像是腸道黏毛、口腔、腸胃黏膜細胞、骨髓等都會受到影響，其他像免疫細胞、血球細胞、頭髮都會產生數量上的變化；甚至對心臟、腎臟也會有不良併發症，所以化療經常受到副作用的影響，而無法規律的進行，致使成效不如預期。

化療本身也會破壞基因，癌細胞經化療後可能發生變異，進而產生「抗藥性腫瘤」，通常在化療一段時間後，可以發現腫瘤明顯消失了，可是過一陣子又會出現，這時候新生的腫瘤將會更難治療。

因此我們要把握有一個好的化療，讓它能夠在正規的時程內治療完全，減低副作用發生，讓療程順利進行。

傳統的化療，最主要還是害怕產生抗藥性，當癌細胞受到化療的刺激和破壞以後，它的DNA會隨之改變，就算最後只剩百分之一的癌細胞遺留下來，但是這些細胞因為有了抗藥性，對後面的化療就等同毫無效果了。

因此為了避免可怕的抗藥性產生，可以運用整合療法搭配傳統化療，可大大減低癌細胞復發的機會。

遏止癌症轉移

我們知道血管是癌症局部轉移的一個主要路線，像血管內皮生長因子（VEGF），它會促進血管細胞增生，目前已經發展出抗血管生長因子；另外在標靶治療上，國內最常聽到「癌思停（Avastin）」，主要針對血管生長因子做處理，它可以達到遏止癌症轉移的初步效果。

在癌症傳統治療上，這些併發症如果可以併用針劑輔助治療，包含了營養和生活的調整，會是一個理想的方式，假使一開始就願意接受整合治療，可以達到更理想的療效。

1-4

我的癌症接觸歷程

民國八十年，我在台中榮民總醫院服務，擔任小兒科主治醫師，主要是治療過敏病，後來開始流行起腸病毒，當時死了六、七十個病人。

那時我便明白一個好的治療，除了藥物控制以外，在一個病毒感染過程中，最重要的並不是退燒，而是讓病人獲得充分的休息，以及足夠的水分和飲食，病情就會漸漸的和緩下來。

一個有效的治療，能讓燒到三十九、四十度的病人，一天之內就能退下來，如果置之不理，可能持續一週都還處在發燒狀態，甚至嚴重到還要住院。曾經我發現，有些醫生從開始看診到病人痊癒，需要六到七天的時間，甚至病人還需要住院觀察；但是其實不然，只要經過有效的生活管理，就可以在一天之內達到效果，讓病人恢復健康，所以不管任何疾病，生活飲食都是最重要的一環。

八、九年前，遠絡醫學開始引進台灣，當時我懷抱相當大的興趣進入整合領域，希望跟能量醫學有所接軌，那時候嘗試治療各種內科疾病，包含了情緒異常、肢體疼痛，還有自律神經失調跟能量的調整。

並且在二〇〇六年進入量子醫學領域，利用量子能量的檢測及追蹤，就可以得知病人身心靈的異常及心理上的壓力來源，在相互溝通了解後，找出病人生活上所接觸的毒物加以排除，透過身心靈的追蹤和營養保健品的輔助，就可以讓病人恢復健康。

幾年前遇有一位十一歲的小朋友，因為不斷的抽筋、暈倒和胸悶而住進榮總病房，診斷結果是一種粒線體異常的疾病，當時另名醫生告訴他的家人，抽筋的部分可以用藥物來處理，但是無法控制病情，最後還可能會導致癱瘓。

因為小朋友的父母曾到過我的診所，所以輾轉將他兒子帶來我的診所，相談之下，我有信心可以醫治好他的病況。

因此我透過量子能量檢測及非線性掃描，來了解問題所在，發現粒線體異常，在檢測當下，他還出現抽筋的現象，我即時餵給保健品，看到抽筋現象慢慢緩和下來，我大概了解如何改善他的困擾，開始開立營養保健品來進行調理。結果病人兩天之後就出院了，當時榮總開立的藥方他也沒有再吃，之後在我診所做定期追蹤。期間，病人曾出現心理問題，也適時使用花精療法幫他做了一些調控，這樣持續追蹤兩三年以後，他的病情漸漸穩定，之後就恢復了健康，不再受抽筋、暈倒和胸悶所擾。

後來，有越來越多的癌症病人前來問診，我因此接觸到許多病例，發現其中的相關與相異性，遂興起我跨出小兒科，繼續前往癌症領域鑽研。

粒線體修補療法

身體病痛有藥可循，心病卻是最難醫。

癌症其實是一種慢性發炎，在處理上也會面臨類似的問題，也就是癌症的病人，通常心理上都有著極大的恐懼，這方面也是我覺得最難解開的習題。

為了深入了解，我去了自然醫學的發源地──德國，從二〇〇九年開始，我參加德國邁克爾．韋伯博士（Dr. Michal Weber）所創立的「內科雷射醫學會」，以及後來成立的「世界內科雷射醫學會」，專門討論各種慢性病及癌症的治療，強調透過雷射來改善粒線體的代謝，讓整體細胞色素的作用能夠啟動；還有利用光敏感藥劑進行光動力療法，對癌症病人有很大的效果。

當年光動力療法才剛起步，沒想到數年後進展得非常快，當時韋伯博士邀請了很多專家學者前來討論，其中一位海因里希・克雷默博士（Dr. Heinrich Kremer），他曾寫了一本關於愛滋病和癌症理論改革的書籍，主要講治療理念的變化，強調粒線體的修補及免疫細胞抗氧化的調整，可讓免疫細胞再次恢復，後來也成為歐洲治療癌症的一個主軸，這是我接觸粒線體修補療法的開始。

那時候也經常與克雷默博士當面請教，會後還曾拜訪一位前癌症醫院的負責人伊萬・迪爾博士（Dr. Iwan Diehl），他是一位退休的老醫生，專責治療各種癌症，他的醫療方法除了一般的生活飲食以外，治療主軸以細胞療法，搭配天然草本的槲寄生提取物（Iscador）注射，根據不同的癌症，有不同的注射劑量，曾有一位台灣肝癌的病人，經過這種細胞治療而延長壽命十年以上，可以想見癌症醫療的日新月益，藉由國際性的醫務會議與交流，使得我有幸接觸到這方面的相關治療，也樂意介紹給讀者知悉。

- 預防篇 -

Chapter2 第一道防線

認識危險的致癌因子

2-1

每分每秒敲響的癌症時鐘

行政院衛生署國民健康局於二〇一三年，公布國內最新癌症人數與死因統計。

惡性腫瘤（癌症）連續三十一年蟬聯冠軍，「癌症時鐘」平均每十二分二秒就響起，也就是說每一百人中，就有二十八人死於癌症，實在相當驚人。

一〇一年度國人染患十大癌症，依序為：肺癌、肝癌、腸癌、乳癌、口腔癌、胃癌、前列腺（攝護腺）癌、胰臟癌、食道癌、子宮頸及子宮癌；可怕的是每四個死亡人口，就有一人死於癌症，以性別區分，男性為二萬七千二百七十人，女性為一萬六千三百九十五人；而男性常見癌症前五名依序為：肺癌、肝癌、腸癌、口腔癌、胃癌；女性前五名依序為：肺癌、肝癌、腸癌、乳癌、胃癌。藉此可知男女壽命差距，主要在於癌症，男性罹癌而亡的人數遠遠高於女性許多。

由三大癌症（肺癌、肝癌、腸癌）看來，可以知道肺癌主要跟空氣的品質有很大的關係，包括抽菸、二手菸、油煙、車體工廠廢氣等；肝癌可能跟B肝、C肝，還有一些酒精和環境的毒素有關；結直腸癌則是跟飲食習慣有很大的關係，廣大的外食族在享受美味與便利性的同時，卻忽略了健康。

因此癌症發生的原因仍多因為生活環境，往往由不正確的飲食習慣與生活態度而起。至於西方因為飲食的關係，乳癌跟攝護腺癌比例有偏高的現象，這是與國人較不同之處。反觀英國二十個常見的癌症，第一名是乳癌、第二名是肺癌、第三名是大腸癌、第四名是攝護

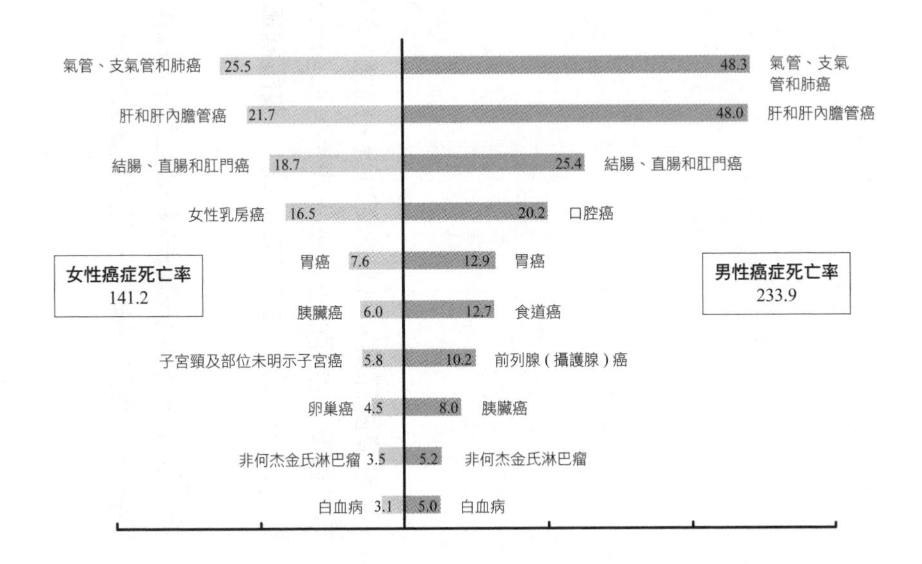

腺癌，至於肝癌相對比較少見，因為他們的癌症主要跟荷爾蒙相關，如果我們的生活和飲食習慣越加西化，加上缺少運動，攝取過多的高熱量、高脂肪，將來罹患乳癌跟攝護腺癌的比例便會更高，這是我們要注意的地方。

如果以男女的分類來看，西方男生第一名是攝護腺癌、第二名是肺癌、第三名是大腸癌、第四名是膀胱癌；西方女生第一名是乳癌、第二名是大腸癌、第三名是肺癌。無論東西方國家，肺和大腸都是我們需要注意的地方，從環境、習慣、飲食改善著手，就能遠離癌症。

101 年「十大死因」	
順位	占率
惡性腫瘤	28.4%
心臟疾病（高血壓性疾病除外）	11.1%
腦血管疾病	7.2%
肺炎	6.1%
糖尿病	6%
事故傷害	4.5%
慢性下呼吸道疾病	4.1%
高血壓性疾病	3.2%
慢性肝病及肝硬化	3.2%
腎炎、腎病症候群及腎病變	2.8%

101 年「十大癌症死因」	
順位	占率
氣管；支氣管和肺癌	19.7%
肝和肝內膽管癌	18.6%
結腸；直腸和肛門癌	11.8%
女性乳房癌	4.4%
口腔癌	5.9%
胃癌	5.5%
前列腺（攝護腺）癌	2.7%
胰臟癌	3.7%
食道癌	3.6%
子宮頸及部位未明示子宮癌	1.5%

（以上資料根據行政院衛生署國民健康局 101 年統計報告）
相關資料可見：http://health99.doh.gov.tw/Hot_News/h_NewsDetailN.aspx?TopIcNo=6798

2-2

癌症的危險因子

癌症的危險因子，最重要的是抽菸及不良的飲食習慣所致；第二個是遺傳因子；第三個是感染；第四個是工作環境的汙染；第五個是缺乏運動及肥胖；第六個酒精；第七個輻射線；其他還包含空氣汙染、藥物等，從這裡可以得知遺傳不是最重要的影響，主要還是肇因於生活飲食習慣和環境污染的接觸。

如果處在高汙染地區，這時候毒害就會明顯的增加，在這兩年，中國大陸產生近百個癌症村，因為這些村莊的河水被汙染，導致水的顏色可能變黃、染綠，湖水缺乏氧氣，藻類就會繁衍滋長，同時魚群又受到化學和重金屬的毒害，我們吃下魚之後就會造成身體危害，同時有機藻受到環境及水源的汙染，也無疑是種毒害，如果不加以控制改善，大陸高度工業開發區、重污染地區越多，癌症村的比例還會跟著增加。

台北醫學大學李輝教授，曾做過「癌症生物學與藥物研發」的毒理學研究，根據李輝教授研究顯示，在一個肺癌患者的切片當中，跟非肺癌的患者切片比較發現，肺癌患者的鉻和鎳的重金屬含量，較非肺癌的患者為高，同時這兩個重金屬含量跟患者抽菸量無關，所以經由研究顯示，罹患肺癌的主要成因是來自於環境汙染。

這樣的研究成果令人感到不可思議！

另外分析一百八十個肺癌患者的肺組織中，鎳含量與 p53 基因突變的相關性，也發現 p53 突變患者的鎳含量，高於 p53 正常的患者，結果顯示身體有較高的鎳含量，易於發生 p53 突變基因，尤其在不抽菸的女性患者更為明顯。

雖然知道鎳會抑制 DNA 修補的活性及免疫反應，但也可能增加基因突變及病毒肝的機會。這些重金屬會直接影響到免疫系統，當抗氧化系統、免疫失調後，會導致病毒感染的機會倍增。

在未來治療上，可以做一些局部器官的修補，增加抗氧化力，不光是口服，也可考慮靜脈輸入。

【抗癌小辭典】

p53 基因是一種腫瘤抑制基因（也稱為 p53 蛋白或 p53 腫瘤蛋白），p53 基因可抑制突變細胞的繼續分裂。但當它發突變時，細胞內的正常調控就失調，造成細胞的不當增生，尤其是癌症的發生與擴張。

重金屬到病毒感染再到癌症這個過程，是一個很重要的研究方向。首先我們要提到中國大陸因為環境的污染創造了很多癌症村，而且數量一直持續在增加當中，這是中國大陸邁入開發中國家的隱憂。

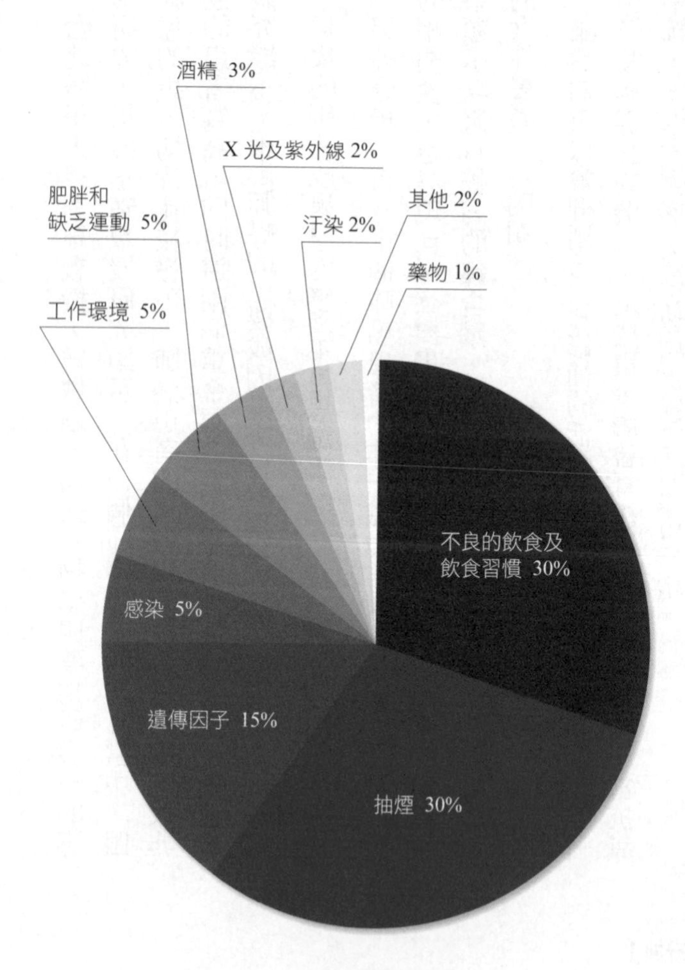

癌症的危險因子

天然食物療效

根據癌症圖譜，澳洲、西歐及美加這些高度開發地區，癌症發生率相對偏高；而亞洲則是韓國最高。

癌症發生率比較低的，主要分布在南亞印度及非洲一些區域，由此我們知道印度的咖哩香料種類繁多，這種飲食系統，對於癌症有一定的防堵作用。

癌症圖譜發現人種、地區跟罹癌機率也有關聯，舉日本為例，當部份日本人從日本遷移到夏威夷後，由於飲食西化的結果，罹患攝護腺癌的住民會增加十倍，也相對提高乳癌和子宮癌發生率。因此可以看出癌症的發生率，除了先天因子以外，生活習慣也扮演極大的角色。

在流行病學上，有利於減少癌症的發生，可以攝取大量新鮮的蔬菜、水果，像是洋蔥、大蒜、番茄等，甚至柑橘類都有抗癌效果。

東西方飲食的差異在於熱量，西方人種主要攝取蛋白、肉食和脂肪為主，尤其是紅肉跟乳製品；東方人種攝取蔬菜和水果的比例較高，蛋白也以植物性蛋白為主，加上適度的魚肉，相對而言食用紅肉較低，這就是東西方的差別。

近年來，因飲食西化的結果，習慣上有極大轉變，轉而喜好過度精緻化的食品，過多的食品添加物，像是反式脂肪、乳化劑、防腐劑等，造成毒性增加；東方人種也逐漸以速食取代正餐，造成纖維質攝取減少，過多的醣類及脂肪，導致營養素失衡，就會造成肥胖與身體發炎，直接影響到染患癌症的比例。

電磁波、不和諧的光波危害

在治療及預防癌症上，最容易被忽略的就是各式各樣的電磁波！日常接觸到的電磁波，可分為以下幾種：

第一種是大自然的磁場、地球的地磁，如果地磁太強會影響人體的平衡狀態，尤其在睡覺的地方，如果周遭有很強的地磁，就會造成健康的危害，可能也會使睡眠品質不佳。這時候，一定要移動床的位置，或是改換房間。

第二種就是外在的環境，以高壓電線影響最鉅，在住家一百公尺附近，若設有高壓電線，便是壟罩在傷害的範圍內，將嚴重不利身體健康，而變電所應把周邊的敏感區域降至二毫高斯以下以利健康。

第三種是其它電線，例如不用卻插著插頭的電腦和電器，像有些學生族晚上整天開機打報告或遊戲，幾年下來就很容易產生偏頭痛和暈眩問題。

第四種手機，時下年輕人常「機不離身」，舉凡把玩手機、利用手機當鬧鐘，或者擺放在床頭邊充電，離身體太近將導致嚴重禍害。在我們享受手機帶來的便利性，同時也必須明白它對身體造成的傷害。

第五是查看睡覺之處有沒有電線經過，不管是床鋪底下或牆壁內嵌。

鄭醫師相談室

電磁波種類分為「游離輻射」與「非游離輻射」。「游離輻射」一般稱為輻射或放射線，頻率極高，對人體危害嚴重，像是醫療使用的X光亦屬此類。而「非游離輻射」，像是紫外線、紅外線、可見光、微波、射頻等。因此平日使用電器設備，建議保持一定的距離。

國際非游離輻射防護委員會（ICNIRP）於一九九八年訂定「一般民眾暴露環境電磁場建議值」，極低頻八百三十三毫高斯、射頻「1毫瓦／平方公分」，提醒各國政府應注意電磁波危害。行政院環保署亦於二〇〇一年參照「ICNIRP」公告值，頒布「非職業場所之一般民眾於環境中暴露各頻段非游離輻射建議值」。

此外，環保署於二〇一一年訂定「敏感地區新設非游離輻射長期曝露預防措施作業規範草案」，未來在新設電力（極低頻）設施（69、161、345千伏特），架空輸電線路位置，須與住宅、學校、醫院的水平保持投影最短距離，不宜小於二十、二十、三十公尺。

敏感地區，係指每天停留四小時以上的場所，像是住宅、學校、醫院等。

以上，是我們經常忽略卻影響甚鉅的細節。另外，藉由儀器（光波噪音偵測儀）檢測光波與光害，探測器針對室內的燈光加以測量，和諧的燈所發出的光，會像海水一樣安靜柔和，如此，能幫助細胞維持情緒的穩定。

如果是不和諧光波，人們在燈下待久了，就會感到非常疲勞，引發頭痛和肌肉痠痛；尤其常見的日光燈屬於不和諧的光波，加上室內的電腦和手機散發出的波，會造成身處其中的人產生疲勞、厭倦、頭痛的徵兆。

我經常在門診上，看到這些辦公族，抱著痛苦表情前來看病，他們忽略周遭環境的光波問題，因此危害了身體。對於各式各樣的電磁波，我們都不可掉以輕心，如果問題不解決，光靠藥物就想恢復健康，將是一個很難達成的目標。

身體細胞的運作，主要是由一個個訊息傳遞，當傳送訊息的過程中受到干擾，身體就會產生異常的變化。當細胞膜受到一些異常波的影響，將造成細胞的不正常反應，且刺激越多，它會產生更多不正常反應。

這些干擾介質，就是造成身體致癌的元兇，如果能將這些異常的波減到最低，或是完全消除，就能維持生命的健康。

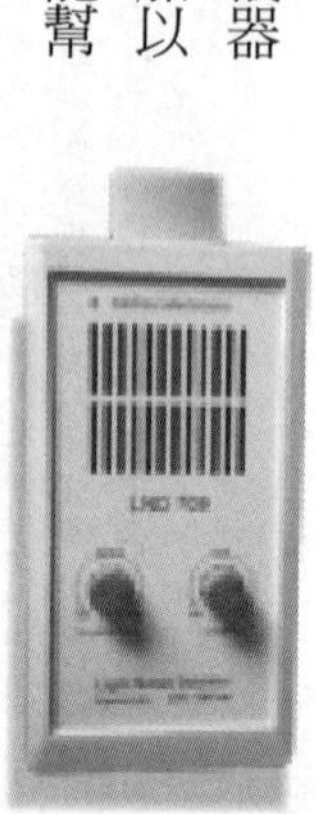

光波噪音偵測儀

德國有一位科學家，開了一家燈具公司，他只聘僱兩名員工，用一個簡單的電話跟傳真機來與外界聯絡，公司不用手機也不用電腦，因此辦公室裡所有的波都是和諧且無害的，此外他會在現場展示不良波的影響，讓顧客明白燈具和生活的重要性。

燈具本身即類似一種基地台，不管好或不好的燈具，只要你手機的波接近它，藉由波的探測器，會發現這個不良波透過燈具，不斷輻射擴大，當你在室內使用手機的時候，藉由波和聲音的傳遞，就會對人的健康產生莫大的影響。

所以他在德國找到一處沒有波害的地方，生活其中，遠離手機電腦等現代化科技產品，十數年下來，身心仍保持著最佳狀態。

科學家的實證精神和以身作則的態度，值得我們好好學習，因為生活中的波跟我們的健康息息相關。

避開高壓電

不只是城市才有不良波，在鄉下，可能要注意高壓電線，因為高壓電的電流十分強勁，對人體危害更大，最好的安全距離，應該在平行的一百公尺以上。若是長期處在高壓電範圍內，雖然短時間身上測不出有無致癌的現象，但是身體細胞功能會受到影響，久了可能容易耳鳴、疲倦。

在城市周遭，仔細觀察便會發現，有所謂的變電所或是變壓電，蓋在住宅或商業區附近，由於害怕受到居民的抗爭，通常變壓電的建築外觀，會以較高的牆壁遮掩住，巧妙隱身社區當中。

另外一種，則是直接隱藏在你看不到的地方，可能在大樓的地下室，所以住在該戶大樓的話，可能就要去檢查這棟大樓的變壓電和配電盤，設置在哪個地方，你住的地方會不會離它很近，或是根本就在你家樓下？

如果你無法從管委會、里長辦事處、衛生局、環保局那裡探得消息，可以借一台高斯探測儀來測測看，如果檢測值高達五、六十那就要當心，攸關自身健康的權益，只有自己可以保護自己。

另外，前面提到的燈具，在不用的時候則盡量少用，然後寧可多花一些費用，購買柔和一點的燈泡，如果不能確定燈具是否安全，可以利用光波噪音偵測儀來檢測。

並且注意電腦及各種電器，像是睡覺的地方，床頭是不是有很強的電器設備，如果沒辦法一定要放床頭的話，至少在睡覺時把電源拔掉；如果是長期工作的地方，像是辦公室，在基本電腦設備之外，其他的若可以放遠一點就盡量放遠，如果有五、六台事務機，所散發出來的輻射度是相當高的。

其實，最容易疏忽的還是隨身攜帶的手機，手機可接收和發射各種電磁波，平日搭車、逛街、上課、休閒總是「機不離身」，加上許多人把手機當作時鐘來用，只利用晚上睡覺的時間放在床邊充電，電磁波一整天強而持續地充斥身體周邊。

如果以射頻來講，通常手機射頻最強的時刻，是在電話或簡訊剛接通前的兩三秒鐘，等到你接收以後就會跟著降低。所以手機盡量擺離身體遠一點，或是剛響的時候，盡量拿遠一點，等到接了之後再靠近身體，這樣對身體傷害比較低。

另外，還有一個隱藏的電磁波，就在我們的地板當中。

包含我們睡覺的地方，可能在床頭或是地板，留意有沒有電線經過床底或藏在地板。我們每天在房間待上七八個小時或更長的時間，如果裡頭電磁波太強，身體長時間受到干擾，那麼自以為的充電休息，反而成了致癌危機。

大自然源源不絕的好波

有益身心的波都來自大自然，來源有三種情況：

■休曼波(schuman wave)

從地表到高度一百公里的範圍，在大氣圈所形成的休曼波，它的頻率是7.8Hz，波形與平行地面，屬「陰陽」中的陽。

■「地磁」共振

「地磁」所產生的共振，是由六十四種礦物質所產生，波形由地心往外、垂直於地面，屬陰。

■太陽波

太陽波經過大氣層阻隔，落到地球又分兩種，一種是可見光，也就是我們看到的光線，第二種是超短波。

這些波都是身體所必需，若是某種波被阻斷，身心就會因失調而產生疾病。

日常生活中，會有幾種情況造成波的失衡，一種是進到外太空，因此休曼波和地磁都不見了；第二種是進入地底下很深的地方，變成休曼波和太陽波都不見了；或是整天待在辦公室的上班族，可能阻斷了太陽波，一方面光線接觸不夠，另一方面受到人類製造出的各種波的干擾，都會產生身體細胞運作失調，進而產生疾病。

所以工作之外，要多接觸大自然，並注意住家有沒有地磁干擾，在燈飾的安裝上，以和諧波為主，身體就能恢復自癒力。

所謂的細胞自癒力，就是把各種干擾排除，生活在良性、協調波之下，細胞就會自行運作；古人要我們踩地氣，曬曬太陽，原來是為了讓細胞功能恢復，一旦讓細胞膜到粒線體都恢復運轉，癌細胞將自行凋亡。

原來牙膏也有毒！

每天早上起床、用完餐、晚上睡前，走進浴室，最重要的動作就是擠上牙膏，刷牙，但是我們卻忽略了牙膏的毒性。

什麼？原來牙膏也有毒性？

政府和廠商不敢說的是：氟化物是種具有毒性的物質。

我們當然不希望活多久，等於使用毒物多久。然而牙膏是平日必需用品，在刷牙時有可能不經意就把牙膏吞進肚子裡。

儘管美國食品藥物管理局（FDA）認可的安全水平，規範牙膏含氟量不得低於 1000ppm 濃度，雖然含氟可減低齲齒發生率，且含毒量極輕微，但這不代表長期使用微量毒物不會對身體產生毒害。

因此，我不建議讓十歲以下的孩童使用含氟牙膏，可能會不小心吞下過量的氟化物，以減少氟對於孩童發育的戕害，所以往後在刷牙時候，一定要特別注意。

美國牙科醫學會同樣建議，兩歲以下的兒童不宜使用含氟牙膏，六歲以下兒童使用時，只能以少量（小豆子大小），且大人應注意使用規範，減少不小心吞下牙膏。

幾年前有個小孩，愛玩牙膏，等於把氟塗滿整個嘴巴，結果塗完後馬上引發肚子痛，後來由父母帶來診所治療。

有些人對於氟化物有敏感體質，尤其氟會引發自由基的連鎖反應，假使身體本身具有病痛，就會因此被誘發出來。

另外是洗澡的周邊環境與器具，水龍頭要經常檢查，通常時間一久，裡面會沉澱許多金屬垢，這對人體是有危害的，加上如果浴室是完全密閉式，更要注意沐浴時所產生的有毒氣體。

再來就是自來水當中的氯，除了定期清潔水龍頭，避免雜質污染水源，並且和氯產生化學變化；建議可買一個除氯的蓮蓬頭，留意更換期限，且沐浴時間盡量不要太長。

其次在公眾澡堂或浴池，避免因待的時間較久，而接觸到大量的氯氣，還有注意整體環境，是不是過度潮濕？有沒有很重的清潔劑、芳香劑的味道？

像我曾到過某些會館，一進到場地就聞得到一股化學氣味，待不到五分鐘就感到胸部鬱悶，代表他們所用的化學劑量非常高；當你在裡面活動，就會把大量的毒素吸進身體。所以運動和泡澡，都盡量選擇一個無毒的環境，這樣才會達到理想的健康，這也是我們生活中經常疏忽的小細節。

肥胖與癌症

美國研究報告指出：九十萬超重的人口身上，發現某些癌症的發生率有增加的傾向，例如：子宮內膜癌、乳癌以及大腸癌，也就是肥胖的男性因罹患大腸癌，而死亡的比率約百分之三十五，肥胖的女性因子宮內膜癌的死亡率佔百分之六十。

當飲食日漸西化以後，造成許多學齡孩童的「胖娃娃現象」，同時國人罹患乳癌及攝護腺癌的機率更是增加十倍以上。

自小就攝取過多的垃圾食物，像是速食漢堡、碳酸飲料、炸雞，及富含反式脂肪的薯片和零食等，這些高熱量飲食對身體健康都有很大的危害。

對於飲食習慣的改變，除了出現肥胖年輕化徵狀，再來就是大腸癌和攝護腺癌、心血管疾病的患病人口增加。

由各處飲食與衛生單位資料顯示，國人罹患的乳癌及攝護腺癌，比起西方還是相對較低的，不過若是飲食繼續西化，將來乳癌及攝護腺癌則會有上升趨勢。

此外，肥胖與糖尿病、心血管疾病、心室肥厚症都有相當大的關係，在過度肥胖的人身上，脂肪細胞會產生一種叫「瘦體素 (leptin)」的物質，「瘦體素」能夠增加血管內皮一氧化氮的表現，同時抑制精氨酸，此時就會產生過氧亞硝酸，造成一連串的發炎機轉。

「瘦體素」會刺激自由基的形成，促成動脈硬化的病變，同時瘦體素還會誘導發炎因子 NF- KB（Nuclear Factor -Kappa B，簡稱 NF-KB，是造成身體發炎的主要調節物質）增生，產生身體的發炎機轉，連帶影響內分泌的免疫機轉。

在感染及發炎的人身上，可以明顯看到「瘦體素」指數的升高，瘦體素跟高血壓、大腸疾病有很大的關係，此外乳癌病人身上，也能發現「瘦體素」的過度表現，尤其是肥胖的乳癌病人會更加明顯。

【抗癌小辭典】

瘦體素是蛋白質激素，調節能量攝入和支出，包括食慾和飢餓，代謝和行為。它是一個重要脂肪的來源激素，含有一百六十七個氨基酸的蛋白質。

瘦體素的指數，作為一種身體炎症的標誌物。雖然瘦體素與身體脂肪量有關，有趣的是，運動並不會使它的指數降低，可見瘦體素是脂肪的炎症反應，只要能夠控制發炎症狀，才能降低瘦體素。

癌症病史

關於癌症的發生原因，大多數都是因為日常習慣或職業接觸而引起，像是飲用水裡面的氯、食物添加的人工甘糖劑、抽菸、酒精；工作上，像是埋設管路、冷氣空調、橡膠、塑膠、礦業、運輸業或皮革業等，都容易碰到毒物來源，可算是隱形的職業傷害。

鄭醫師相談室

環境的因子上，有一些致癌的條件，是我們可以避免與留心的：

第一：殺蟲劑、清潔劑。
第二：基因改造的食物。
第三：環境荷爾蒙，如塑化劑。
第四：抽菸及二手菸。
第五：空氣汙染及毒物。
第六：其他化學製品、輻射，例如：含氯的清潔劑、除草劑、農藥、化妝品、除臭劑、去光水。
第七：降低酒精的攝取和抽菸。
第八：建立良好生活習慣，如適當運動。
第九：避免經常性憤怒、焦慮，找到紓解方法。
第十：不要讓自己處在長期壓力之下，保持身心愉悅，才是防治癌症的根本。

如果工作環境是重機房，相對就有較強的電磁波，易增加腦瘤發生率；另外像是石油加工處理、加油站、印刷廠的職員，就易受到輻射感染。以及長期接觸各種化學物、聚合物，像是鉻、鉛、鎘、砷、汞、汽油等產品，都會對人體造成不可彌補的傷害。

早期剛有腦神經外科時，輻射線防禦功能並不佳，很多參與手術開刀的醫生，後來就得到腦瘤，醫病反被病痛纏身，這是始料未及的憾事。

乳癌主要是由荷爾蒙失調所影響，像是不當補充荷爾蒙或是口服避孕藥，以及外來的化學毒素，像清潔劑、殺蟲劑、重金屬、農藥及空氣汙染，另外也有一些與酒精食用、飲食不良、抽菸跟二手菸有關。

女性如果月經週期短或特別長，或是比較晚懷孕、停經較慢，這些也都要注意，可能已經有荷爾蒙相關病症。

人類基因史若具有 BRCA1、BRCA2 這兩個基因，就有高達百分之四十至八十的乳癌或卵巢癌發生率。如果 BRCA 檢測呈現陽性的話，風險就相對升高，藉由血液檢測可以提早注意和預防。

【抗癌小辭典】

科學家於一九九〇年在人體內找到第十七、十三號染色體，發覺與乳癌有關的基因，被命名為 BRCA1、BRCA2。此二種基因皆為家族性遺傳，若家族內有人兩基因產生突變，就有可能罹患乳癌 / 卵巢癌，其後代成員就有百分之五十之機會帶有此突變基因。而此二基因突變的婦女，患乳腺癌的風險，大約是正常人的五倍，而卵巢癌則是正常人的十至三十倍。

近日好萊塢知名女星安潔莉娜．裘莉（Angelina Jolie）因為檢測出 BRCA 陽性，所以動手術把雙側乳房切除，就是最好的例子。

「為什麼某些特定的家族容易得到癌症？是詛咒嗎？」

其實不是，而是家族病史的遺傳關係。

在直系親屬方面，某些容易遺傳的疾病需要特別注意，像是乳癌、卵巢癌、攝護腺癌、大腸癌等，如果發現家族內曾出現這些病症的話，那就更要小心！

其實家族病史並不需過份擔憂，只要注意維持好的生活跟飲食習慣，提早處理就可以預防。

腎臟癌主要因有機溶劑引起，像清潔劑、殺蟲劑、化學物、工業潤滑油，都屬於有機溶劑，甚至汽車排放的廢氣，都會造成腎臟病變。

另外從事特定相關行業，比如說乾洗業、礦工、電鍍等，都有增加腎臟癌的風險。白血病也是由於接觸過多化學物、DDT，或暴露在過量輻射線、X 光、空氣汙染、電腦斷層照射下所引發的病變。

有一個需要特別留意的地方，有種放射性物質叫「氡（Radon）」，會藉由地下室或下水道口飄散至空氣當中，如果吸入過量就會致癌，此物質氡被美國列為導致肺癌的第二高危險因子，可見它對身體的影響力甚大。

氡也可能由建材發散出來，現在的許多豪宅，大多主要講究氣派，運用大量岩石材質，但是如果沒有良好的透氣或通風不良，致使吹進大樓或室內的空氣無法排放出去，大量的氡就會引發致癌的危機，其中包含頁岩、花崗岩、片岩還有石灰石等建材，都會散發出氡。

此外，若是土壤裡面若有一些氡的氣體，也可能會在地下室逐漸發散出來，甚至山泉水也要留意是不是殘留氡，若是長期飲用都有可能致癌，這都是要留意的地方。

在肺癌方面，主要還是因為化學物與空氣汙染的接觸，由於一氧化碳和其他工廠、汽車所排放出的廢氣，都是致癌因子。不管是抽菸或吸入二手菸、氡氣，都具有嚴重的危害性，其它還有廚房的高溫油煙、失眠情況等等之因素。

在淋巴癌方面，也是以化學毒素為主，包含殺蟲劑、清潔劑，若從事相關工作必須接觸環境毒素，包含農業用的殺蟲劑、清潔用洗潔劑、垃圾處理、乾洗等，都會造成淋巴方面的病變。

血液的癌症，以輻射、頭髮染劑，還有工業或農業用的化學物料所致為最多，像油漆、汽油、農藥等，另外還有持續性的有機汙染物、環境荷爾蒙、二手菸等，都會造成免疫下降、抵抗力衰弱，而許多人甚至暴露在高危險當中而不自覺。

攝護腺癌的危險因子，主要是環境荷爾蒙所致，像是前陣子的塑化劑、毒澱粉風波，其次就是生活清潔用品，包括殺蟲劑、清潔劑，以及電磁波、多酚（罐頭外的化學塗料、食物包裝紙）、地板粉塵等。

皮膚癌，第一個要注意的就是陽光，再來就是避免接觸到氟氯碳化合物(chlorfluorocarbons,CFC)、多環芳香烴化合物 (polycyclic aromatic hydrocarbons,PAHs) 等化學物質，其他還有電磁波、清潔劑、殺蟲劑、高壓電線，都跟皮膚病變有極大的關係。

睪丸癌，經由環境荷爾蒙所導致病變，比如說油漆、清潔劑、殺蟲劑、香水、化學毒素聚氯乙烯等，另外從事農業工作者，經常性接觸清潔劑或殺蟲劑，或吃進過多的塑化劑黑心食品，都會造成或輕或重的危害。

面對毒素的心態

美國暢銷書作者泰．布林（Ty M. Bollinger），他曾寫過一本關於癌症治療的書籍，書中提及一九九六年到二〇〇四年，他家裡陸續有七個成員死於癌症，包含他的父親、母親、祖父母、叔伯，還有舅舅和表兄弟。

由於這麼多至親因癌症相繼過世，讓他下定決心研究各種癌症治療，以及鑽研醫學報導，往後幾年他成立一個網站，與網友分享研究心得，因此受到各方矚目而獲邀出版成書，書名為：《Cancer:Step outside the box》。

我們也許沒有他的遭遇，卻可以藉由這個事例，學習面對癌症的正確態度。

關於癌症治療過程，通常都需先經由診斷之後，若是確認罹癌，病人就要開始經歷各種手術、化療和電療，但是就「預防醫學」的概念上，一般人卻從不去思考如何避免癌症的發生，而是等到癌症真正出現在你身上或身邊時，才開始著手醫療。

我們總是被動的等癌症上門？

現在起，我們要打破這個觀念，把健康的大門顧牢，不讓癌症有機會越雷池一步！

像是泰．布林的故事，若是一個癌症家族無從去預防，這將是一個令人難過的事情。如果可以阻止不幸的事件一再地發生，以及當下可以採取什麼有效的醫療方式，認清癌症的危險來自於哪裡，又該怎麼去面對，那麼一定可以順利的扭轉頹勢，找回健康。

癌症也有可能很安靜

一般癌症病人總是藉由診斷找出癌症部位，就進行開刀治療，不過在病理報告上，卻發現大多數病人身體都含有微小的腫瘤，尚未擴散成為病灶，因此沒被檢出問題，等到死後解剖才被發現身體藏有微小腫塊，卻沒有大害。

這是什麼原因呢？

像是甲狀腺，往往在死後解剖，百分之九十八的人都有小顆的甲狀腺腫瘤；而在四十到五十歲的男性身上，有百分之四十的人有攝護腺腫瘤；同年齡層的女性，也有百分之三十三的人有乳房腫瘤。

也就是說，這些腫瘤在人們體內並沒有被發現，沒有造成危害，主要是因為生活習慣和飲食，使得這些腫瘤停在一個階段，不再繼續發展，這個結論提醒了我們，只要血管增生因子沒辦法作用，就會導致癌症細胞停在原地、無法擴展，所以如果能藉由營養保健及食物攝取上，找到抗癌的密碼，便能使癌症停滯不再擴大，不危害人體健康，這才是最好的抗癌方法。

在抗癌的過程，我們會碰到許多生活中的毒素，而飲食上的誘惑及限制卻是最難貫徹執行的，像年前腸病毒、H7N9這類急性感染，病人會不斷發高燒，但是只要飲食和溫度控制得當，這類的情況大概一天就會好轉，如果沒有再接觸到其他刺激，可能感染與症狀就會緩解；不過當病人又接受到刺激時，比如說燒退下來一天後，可能會因為吃了高蛋白或甜食，高燒又會反覆來襲，加劇病況，甚至引發死亡。

如果我們用這個例子來當範例，若是癌症患者吃到甜食或炸物，相對地對身體就會產生不良的影響，增加擴散的危機。

因此曾有病人不只一次問過我：「為什麼我好的食物、壞的食物都吃，結果呈現出來的卻是壞的？」讓他心理不太能夠平衡。

我就反問他：「那為什麼你要吃壞的食物呢？」這樣的比例在我的臨床門診中，還非常的多，令我相當驚訝。

如果是壞的東西，我們何必親身去嘗試它，讓身體做驗證？唯有養成良好的飲食習慣、生活狀態，增加抗氧化的內外在能量，才能迎向光明的人生。

- 預防篇 -

Chapter3 第二道防線

細胞異常的變化

3-1

細胞異常的變化

在繁忙的醫務工作之外，本身仍積極抽空參與醫療會議與醫學發表活動，作為專業進修，有些場合中總會招待一些點心，這本是美意一樁，但我卻發現準備多是高熱量和油炸的食物，其中我看見一位熟識的醫生朋友，他平常都是吃素，有一次突然看到他餐盤上夾有滿滿的油炸品，我就問他：「你不是教導病人追求健康嗎？自己怎麼吃油炸食物？」

他瞪大眼睛看著我，默不作聲，對我笑笑就轉頭離去了。

美食當前總是難以忌口，何況許多素食在烹調過程中，為了顧及口感與美味，加入了太多油脂，一旦入口，造成細胞異常變化，反而有害健康。

吃的人不明瞭，反而把身體給賠上了！

癌症是粒線體的病變

在癌症諮詢的過程中，當我告訴病友留意粒線體（mitochondrion）的活性，他們通常會反過頭來問我：「癌症跟粒線體有什麼關係？」

我除了協助罹癌患者對抗病魔以外，也希望能夠幫助其他人預防癌症，因此願意提出研究心得與發現，分享給前來諮詢的病友。

粒線體主要是從母親遺傳給小孩子，但有極少數的物種，會遺傳自父親的粒線體，例如蜜蜂、果蠅等。大體而言，粒線體 DNA 遺傳自母體，若是母親具有癌症病史，就非常有可能藉由粒線體遺傳給小孩。

粒線體最怕處在缺氧、營養不均衡、重金屬污染、過多的一氧化碳或是一氧化氮，這些都形成粒線體的功能障礙。

因此我們可以說，癌症其實就是粒線體的病變。

當粒線體受到刺激，像是重金屬、缺氧、自由基過高等因素，而無法代謝處理時，粒線體就會轉成「無氧呼吸」的現象，導致細胞的死亡或不斷分裂，而走向一個癌化現象。

【抗癌小辭典】

粒線體（mitochondrion）存在於細胞中，一般呈短棒狀或圓球狀。粒線體的化學組分主要包括水、蛋白質和脂質，還含有少量的輔酶等小分子及核酸。

細胞中粒線體數量取決於該細胞的代謝水平，代謝活動越旺盛的細胞粒線體越多。結構可分為：外膜、內膜、基質等。粒線體褶皺上有許多有柄小球體，即粒線體基粒，基粒中含有 ATP 合酶，合成 ATP 可為細胞提供所需能量。

當粒線體氧氣不足或是其他因素，造成能量無法代謝，就會進入無氧呼吸的階段。無氧呼吸產生乳酸，乳酸則造成細胞的酸化，一方面會破壞更多身體細胞，再來還會溶解組織，讓癌細胞迅速的轉移，所以如何避免組織乳酸化，為處理癌症的一大課題。

近年醫學研究發現：大部分的慢性病，包含一些神經性的病變、阿茲海默症、巴金森氏症、癌症，甚至愛滋病都跟粒線體失調有著密不可分的關係。

正常的細胞外面有細胞膜，呈現流動性的液體狀，主要是由脂肪酸組成，其中還有膽固醇、磷脂質。

細胞膜上面有蛋白質、接受體；細胞膜表面含有醣類，它具有辨識作用，接收訊息反應，使荷爾蒙產生作用。

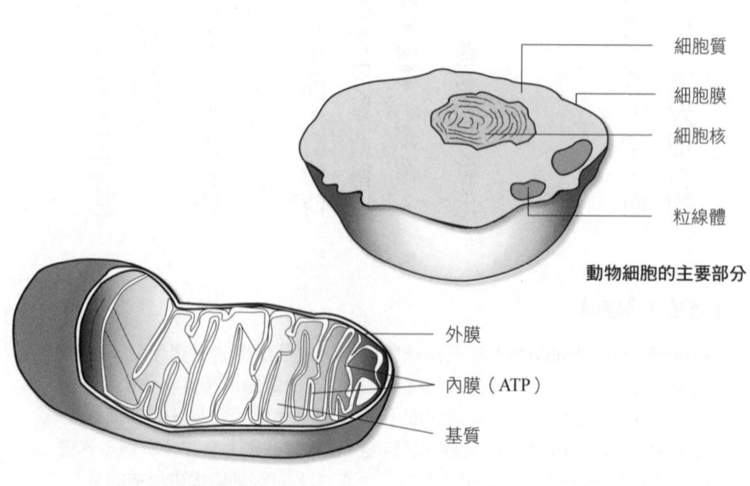

動物細胞的主要部分

粒線體的構造模式圖

除此之外，醣類還扮演細胞與細胞的傳遞，如果細胞異常就無法傳遞，像是癌細胞，細胞膜容易受到不良脂肪酸（反式脂肪、轉化脂肪、不飽和脂肪酸）的影響而造成組織改變，嚴重影響身體代謝功能，進而影響細胞膜功能。

Omega -3、Omega-6 都屬人體必需脂肪酸（essential fatty acids），身體無法自行合成，必須藉由食物取得；然而當 Omega-6 脂肪酸（紅肉及一般油品，如大豆油、葵花籽油）攝取過高時，會造成發炎反應，引起肥胖、血栓、中風、情緒障礙、癌症等徵候；若能適當搭配 Omega -3 的攝取，就能減少不正常的發炎反應，改善細胞膜的健康。

而物質在細胞膜進行的一連串反應，其中最重要的關鍵就是粒線體，粒線體主要把人體吃進來的胺基酸（蛋白質轉化）、脂肪酸（脂肪轉化合成）、葡萄糖（各種醣類轉化合成），進行檸檬酸循環（The Citric Acid Cycle），再經氧化磷酸化 (Oxidative Phosphorylation) 產生 ATP，這時候才可以被人體運用。

當粒線體故障的時候，這個連鎖反應就會失常，另外在循環過程中就會產生一些微量自由基，如果粒線體內的抗氧化系統正常，就能

【抗癌小辭典】

氧化磷酸化作用 (Oxidative Phosphorylation) 是細胞中重要的生化過程，也是細胞呼吸的最終代謝途徑。該過程位於糖解作用和三羧酸循環之後，是產生「能量通貨」ATP 的主要步驟。

把自由基處理掉；若是抗氧化系統亦失調，自由基不但會破壞粒線體上的基因，同時也會進到細胞核上面，破壞該細胞的基因，基因異常後，蛋白作用也會受到扭轉，所進行的化學反應就產生不良結果。

根據研究結果，我歸納出癌細胞的生成，最主要有兩個原因：

第一，細胞膜長期失調，包含醣類、脂肪酸異常，所造成的發炎反應，致使細胞膜的流動性喪失。

第二，粒線體失調，因此沒辦法進行細胞代謝，而產生無氧呼吸，導致大量自由基破壞細胞核，當細胞核受到破壞後，就會產生突變和癌細胞增生。

所以若是從細胞學的角度而言，只要能修補粒線體，讓細胞維持正常運作，就能夠避免癌細胞繼續為患人體。

【抗癌小辭典】

ATP（Adenosine triphosphate），中文名稱「三磷酸腺苷」，作為細胞內能量傳遞的「分子通貨」、儲存和傳遞化學能。人體中 ATP 的總量只有大約 0.1 摩爾，人體每天的能量，需要水解一百至一百五十摩爾的 ATP，即相當於五十至七十五千克，所以每個 ATP 分子，每天要被重複利用一千至一千五百次。而 ATP 不能被儲存，因為 ATP 在合成後，必須於短時間內被消耗。

3-2

轉化癌細胞的病變

一旦粒線體產生病變，就有可能轉化成癌細胞，主要問題是粒線體的氧化磷酸化作用 (Oxidative Phosphorylation) 出了問題。正常細胞會經過這樣一個循環轉換的過程，產生三十六個 ATP，再加上先前由細胞質合成的兩個 ATP，最後得到三十八個 ATP。

但是有些檸檬酸循環（The Citric Acid Cycle）發生障礙，粒線體上電子傳遞鍊被切斷，同時自由基也在攻擊電子傳遞鍊上的酵素，沒辦法產生 NADH 或是氫離子，或因 Q10 不足、細胞色素基因受到破壞，ATP 無法正常製造，最後的異常細胞只會產生兩個 ATP，然後再形成乳酸，此機轉稱作「有氧糖分解反應」。

【抗癌小辭典】

氧化磷酸化作用即檸檬酸循環（The Citric Acid Cycle），讓人體所吃下的醣類轉成葡萄糖、蛋白質轉成胺基酸、脂肪轉成脂肪酸，進到細胞膜後，會在粒線體內進行檸檬酸循環，而產生 NADH 和氫離子，這兩個物質會再經過一連串反應，在呼吸鏈中通過化學滲透偶聯的方式，合成 ATP。

由於 ATP 數量不足供給細胞使用，細胞加快有氧糖分解反應，加速代謝的結果，便是產生大量的自由基來破壞基因，導致 DNA 生變，最後致使癌變，這就是正常細胞轉變成癌細胞的一個過程。

除了粒線體異常以外，一些發炎的機轉會影響氧化磷酸化的過程，與癌症的發作息息相關。所以癌症的治療宗旨，就是恢復粒線體原有的功能，讓粒線體正常運作，癌細胞自然就會自行凋亡。

園藝花草的農藥

我有一位經營園藝店的朋友，幾年前他還未發病時，我到過他的店鋪參觀，發現到空氣中的農藥含量非常嚴重，那時候我就警告過他要小心，盡量避免接觸與嗅聞過量的農藥。

他笑笑的回我：「哪會那麼嚴重！我每天接觸花花草草，應該更健康才是。」我也就不好再多說什麼。

經過一段時間以後，他老婆帶著他跑來我的診所，說他先生頻頻出現頭暈、疲倦、手腳顫抖的情況，想要檢查身體看看。

【抗癌小辭典】

菸鹼醯胺腺嘌呤二核苷酸（簡稱：輔酶Ⅰ，英語：Nicotinamide adenine dinucleotide，NAD^+）是一種轉遞質子（氫離子）的輔酶，它出現在細胞很多代謝反應中。NADH 是它的還原形式，可在呼吸鏈中通過化學滲透偶聯的方式，合成 ATP。

經過診斷後，我明白告訴他這是粒線體受到毒害，可能就是因為長期吸入過多農藥所致。在他老婆尚在半信半疑中，我這個固執的朋友就一口回絕，認為怎麼可能，所以也就拒絕治療。沒想到數年後我打去花店找他時，居然已經罹癌往生了。

正因為我曾經不斷提醒過他，他就叮囑他老婆不要讓我知道他過世的這件消息，令我相當難過。如果能在發病初期，就得知身體出現異常，並且加以治療、修補，是可以避免癌細胞擴散，順利恢復健康。

這是一個非常明顯的案例，當粒線體發生異常時，它會逐漸加重身體的病況，如果輕忽，就會一步步走向慢性病、癌症的方向。

以一個器官來講，若百分之六十的粒線體失調，就會開始出現症狀，可能是跑步或走動沒多久就覺得氣喘如牛，這時很難查出病因，無論怎麼檢查都無法找到源頭，但事實上它就是一個簡單的問題：粒線體異常。

若隨著粒線體破壞越來越多，就會造成系統性的疾病，比如說：老化、器官異常等，這個時候粒線體失調也會產生第二型糖尿病、巴金森氏症、動脈硬化、心臟病、中風、阿茲海默症，以及癌症。

因此門診治療，其實就是在修補粒線體，不管是透過營養品（穀胱甘肽，

Glutathione）、生活飲食和注射治療，都可以感受到當毒素慢慢清除以後，體力恢復，症狀跟著減輕。

其實粒線體發生損害，並反映在身體上時，都已經相當嚴重了，相對的修補過程也會跟著拉長，才有可能恢復正常。有些人在治療一段時間，以為沒有問題了，就拒絕治療，事後再回頭處理，可能就來不及了，因此不可因為修補治療的時間太長而自我放棄。

當身體粒線體異常，低於百分之五至十時，通常不會表現出症狀，等到高達百分之六十時，才會有明顯的症狀出現，因此在初期階段，若能及時控制、修補，就能免除後續危害。

除此之外，精氨酸（Arginine）經過誘導性的一氧化氮後，會產生瓜胺酸（citrulline），如果再跟纖維原蛋白結合，就會造成大關節、脊椎的慢性疼痛現象，也就是我們常講的風濕症，因此風濕症的源頭，主要是一氧化氮的異常代謝。

由於粒線體失調以後，本身的酵素相繼被破壞，造成源源不斷的自由基產生，致使 Th1（第一型淋巴細胞）大量製造干擾素，干擾素又

【抗癌小辭典】

穀胱甘肽（Glutathione，GSH），又稱麩氨基硫，由穀胺酸、半胱胺酸及甘胺酸所構成，作為動物細胞中的抗氧化劑，存在於充滿水的細胞內部，可以保護 DNA 免於氧化。穀胱甘肽以兩種型態存在於人體，一是還原型態、另一是氧化型態。

刺激更多的一氧化氮形成，同時刺激iNOS（誘導型一氧化氮合成酶）系統製造更多的一氧化氮，過度的一氧化氮影響大腦，谷氨酸（Glutamate）隨之大量增加，造成鈣離子進入細

鄭醫師相談室

紫質症（Porphyria）：是一組因為人體內的紫質（Porphyrin）等物質異常，累積所造成的身體病變。

乳糖不耐症：是指人體內不產生分解乳糖的乳糖酶的狀態，主要癥狀為攝入大量乳糖後，產生腹瀉、腹脹癥狀。

γ－氨基丁酸（γ-Aminobutyric acid,GABA）：廣泛分布於動植物體內。在動物體內，GABA幾乎只存在於神經組織中，是目前研究較為深入的一種重要抑制性神經遞質。

一氧化氮合成酶（NOS）：這種酶負責將精氨酸中的氮原子，在氧氣（O_2）及其他輔助因素，包括煙醯胺腺嘌呤二核苷酸磷酸（NADPH）、黃素腺嘌呤二核苷酸（FAD）、黃素單核苷酸（FMN）、原血紅素及四氫生物蝶呤（BH_4）的存在環境下，合成一氧化氮。

誘導型一氧化氮合成酶（iNOS）：利用一氧化氮的氧化應激（自由基），協助巨噬細胞在免疫系統中對抗病原體。

精胺酸（Arginine）：是一種胺基酸，亦是二十種普遍的自然胺基酸之一。

瓜氨酸（citrulline）是一種胺基酸，瓜氨酸是從鳥氨酸及胺基甲醯磷酸鹽在尿素循環中生成，或是透過一氧化氮合成酶（NOS）催化生成精氨酸的副產物。

谷胺酸（Glutamate），又稱麩胺酸，是組成生物體內各種蛋白質的二十種胺基酸之一。

粒線體失調對身體的影響
（一）血色素的製造發生障礙，併發紫質症。
（二）造成乳糖不耐症。
（三）肌肉異常現象，像是反應差、肌肉痠痛、疲勞無力。
（四）注意力難集中、反應變慢。
（五）導致粒線體對糖類的需求增加，因而形成脂肪，由於脂肪堆積使人有飢餓感、低血糖現象，需糖量增加，造成惡性循環。
（六）膽固醇升高。
（七）產生假性糖尿病癥狀，事實上是由於粒線體的失調的緣故。
（八）易受感染、易產生抗體機轉，造成甲狀腺發炎。
（九）腦內抑制性的 GABA（γ-Aminobutyric acid，氨基丁酸）不足，因此造成激動、易怒現象。
（十）產生慢性疾病，致生癌細胞病變。

【抗癌小辭典】

Q10 是一種存在於自然界的脂溶性醌類化合物，在人類身體細胞內參與能量製造及活化，是預防動脈硬化形成最有效的抗氧化成份。

膽汁酸（bile acids，BA）為膽汁的主要有機成分，是幾種結構類似的類固醇酸的統稱。

阿司匹靈（aspirin），其治療範圍極廣，還能預防手術後血栓形成、心肌梗塞和中風，俗稱「萬靈藥」。但長期大量用藥，則易出現副作用。

雷爾氏症候群（Reye's syndrome），又稱雷氏症候群，是可致命疾病，該病與小童使用阿斯匹靈治療病毒感染疾病（如水痘）有關。有時也會出現黃疸，若無及早治療，可能會導致死亡或腦部嚴重受損。

胞內，自由基再度增生，引發慢性病機轉，產生乳酸堆積，讓癌細胞迅速擴散，成為一個關鍵性的惡性循環鏈。

影響粒線體病變的藥物

會造成粒線體毒害的藥物，第一個主要是抗癲癇藥物（valproic acid, depakine），影響粒線體上細胞色素第四型，它會導致你肝功能失調，因此在使用上要小心；第二個則是精神科的用藥，像抗憂鬱症這方面的用藥如百憂解（fluoxetine）、巴比妥類（barbiturate），會造成自律神經失調。另外，降血脂用藥像是司他汀類（statin），會影響 Q10 的製造，造成心肌功能的衰竭。

研究報告顯示，當粒線體受到藥物毒害，約兩個禮拜後，會發現百分之五十六的病人有記憶力衰退的現象，其他降血脂的用藥，如貴舒醇（Cholestyramine）因為可以跟膽酸結合，而影響粒線體的電子傳遞鍊，阻礙了 ATP 的製造。

在門診經常開給病人的止痛藥及抗發炎藥（如普拿疼及百服寧），用來止痛或退燒，無疑增加自由基含量，特別是比較敏感的小孩子，他在服用阿斯匹靈時，連帶引起併發症（雷式症候群），致生肝及腦部的病變，所以針對患病的小朋友，醫生的開藥與用藥都要特別謹慎，這是我長期擔任小兒科主治醫生的貼心觀察。

在抗生素方面，包含四環黴素（Tetracyclines）、氯黴素（Chloramphenicol）和胺基酸甘醣體（Aminoglycoside），都會抑制粒線體 DNA 的轉錄及蛋白的形成，阻礙酵素作用，結果會造成聽力喪失、腎功能損害。

所以使用抗生素之前，一定要注意使用的時間，並盡量不要任意服用。往往在一般普通門診就醫時，醫生為了達到療效，竟一次同時開出數種的抗生素，危及身體健康！下次等你再次染患同樣的小病，才發現已經對藥性產生抗藥性，不知不覺中藥量越加越重，身體卻越來越壞。

許多醫生不會告訴你的事實，你必須自力救濟。

其他方面的影響，還有像是：用於降血壓的心臟用藥（β- Blocker），它會增加體內自由基，影響 ATP 製造，會讓人感到無力、疲倦。

粒線體異常的病人，在使用麻醉藥異丙酚（Propofol）後也常出現一些病變，引起急性心肌炎，若得知自身有粒線體異常的病人，手術前可以特別告知麻醉醫師，以避免危險。

註：有報導指出，異丙酚被認為可能是直接導致麥可．傑克森（Michael Jackson）致死的最大原因。

化學物造成的粒線體毒害

「我沒有過度肥胖，飲食也少糖低鹽，為什麼也會罹患糖尿病？」

有病人這樣問我，經過診斷後，才發現是因為工作所需，接觸過多的化學材料所致。影響粒線體常見的化學毒素，包含殺蟲劑、揮發性的有機溶劑還有重金屬，根據研究報導，化學毒素汙染，其實比體重過重更容易造成糖尿病，同時顯示，持續性的有機汙染會增加三十八倍得糖尿病的機會。

此外，酒精也會危害粒線體，坊間常聽到人說：「一天一杯紅酒或白酒，對身體十分有益！」

然而事實上，根據美國環境保護所訂定「目標危險商數 THQ」（target hazard quotients）數值指出，每人每日攝入量／參考劑量，只要大於1，就表示對健康有害。而一杯紅酒數值通常在五十至兩百之間，有的酒類數值甚至高達三百，怎可不慎！

「多吃魚是不是會變得更聰明？」

這句話在以前也許還管用，可是在現今的地球，在你準備大啖口腹之慾時，可能就要深思熟慮。

由於人類任意排放廢水、污染環境，造成海鮮深受重金屬汙染，受到汙染的成份裡面，所含重金屬主要有釩、銅、錳，同時又含有鋅、鎘、鉻、鉛，其中以錳的威脅最大，因為它會沉積在腦部，造成巴金森氏症。在步入老年人口的社會裡，經常可以看見許多可怕的慢性病找上身，這都是源於長年的不當飲食、錯誤觀念。

在台灣，受污染的海鮮，平均金屬濃度都普遍升高，尤其是牡蠣有極高的銅含量，且鋅、砷的濃度也高於其他海產，分別是一千零五十七、七十四點三、五十六點二倍。

也因為高濃度的銅和鋅，造成牡蠣呈現可怕的濃綠色。某些島嶼居民，長期食用牡蠣，成為高罹癌的群體。

精緻米、小麥，因研磨過程會將表面的鋅給剝除，留下內含的鎘，當人體吃下這類食物，鎘因為不容易從身體排出，並且會跟肝製造的蛋白結合，再經由腎臟排出來，但因排除量有限，而對腎絲球造成損傷，產生礦物質的不平衡。

正由於鋅與鎘相制衡，當鋅不足時，相對的便會加速鎘的吸收，更會造成毒害。

生活中影響粒線體的物品

重金屬是影響粒線體功能毒素最劇的原因，像是汽機車排放的廢氣，裡面含有銅、鉛、鋅等有害物質。銅來自於剎車系統，鉛來自於廢氣，鋅則由於輪胎的摩擦所產生。

「那我就盡量不出門，應該就不會受重金屬毒物的影響了吧！」

在門診時，就有病人這麼對我說，令我啼笑皆非。

住家室內其實也藏有許多的毒素，只是我們都忽略罷了。

居家生活接觸到的毒素，像是除臭劑含有鋁，會導致阿茲海默症；浴室含許多化學溶劑，對肝臟造成極大損害；而天天使用的牙膏含氟，過量會造成骨質酥鬆和腦部退化；漱口水含有阿斯巴甜，會導致腦瘤的危險；還有食物中的糖精，有致癌危機。

另外還有一些香水或古龍水，這些化學香氣都有致癌因子，藉由實驗室的檢驗分析，市售的香水品項，含有高達四十種以上的化學物，這對肝具有不可彌補的傷害性，因為沒有明顯的標註，容易使消費者輕忽。

剛剛所提到的浴室，除了化合劑、氯氣之外，每天使用的洗髮精、清潔衛浴的芳香劑，這些東西都含有化學毒素，有些藥皂，裡面的成分可能會傷害神經；清洗衣服方面，洗衣精或是乾洗精，尤其是乾洗精對身體傷害極大，我常在門診間看到許多慢性咳嗽的病人，幾乎都穿著乾洗過的衣服，經過指導後，叫他們避開穿用乾洗過的衣服以後，幾天內就明顯看出病況的好轉。

在廚房裡，洗碗精的成份與殘留，其中的化學毒素，不知不覺就滲入我們的飲食當中。花園方面，使用的除草劑、殺蟲劑，一方面可讓植物漂亮生長，一方面卻加速人類的衰敗。

另外還有鎳，由於它可以跟 DNA 結合，而造成不可逆的傷害，嚴重可致癌。

而前些日子鬧得沸沸揚揚的新聞事件——塑化劑，許多食物和飲料中都遭受波及，由於黑心的商人不顧道義，為了節省成本，竟將工業用化學原料充作食用成份，製成大大小小日常生活用品，我們已經不知食用多少，受害的程度難以估計！

今日的台灣已是一個名符其實的「塑膠王國」。

而塑化劑，其中的 BPA（Bisphenol A，雙酚 A），它主要是一個多碳的塑化劑，通常我們用來做一些塑膠容器，像是杯盤、水瓶、奶瓶、

【抗癌小辭典】

塑化劑（Plasticizer）是一種增加材料的柔軟性或使材料液化的添加劑。其添加對象包含了塑膠、混凝土、乾壁材料、水泥與石膏等等。2011 年 5 月底台灣爆發「塑化劑食品安全事件」，起因為市面上部分食品遭檢出含有塑化劑，部分上游原料供應商在常見的合法食品添加物「起雲劑」中，使用廉價的工業用塑化劑以節省成本，添加在飲料商品、糕點、麵包和藥品等。

運動器材、牙齒填塞物等。

塑膠製品號碼3及7，會釋放出雙酚A，在使用上要特別注意，盡量不要用來裝放食物。這種成份會造成身體內分泌破壞，影響荷爾蒙功能。

鄭醫師相談室

衛生局於二〇一二年十二月十七日召開「如何正確使用塑膠類食品容器」的記者會，針對塑膠材質號碼，提出易記、易分辨的六句口訣：「1、2不重複、3不微波、4低耐熱、5使用較安全、6遠離熱酸鹼、7類多應慎選」。意思就是塑膠容器上印有1、2號就不要重複用，像保特瓶；3號就是PVC的保鮮膜，不耐高溫，不可以微波；4號低耐熱，但耐腐蝕、耐酸鹼，像PE保鮮膜；5號則是最安全，像保鮮盒、布丁盒，既耐高溫，又耐酸鹼、碰撞及化學物質，耐熱溫度達一百至一百四十度；6號是PS材質，要遠離熱酸鹼，像市面上的養樂多瓶、塑膠水杯、保麗龍都是，會被柳橙汁溶解的，就是6號材質，溶解出聚苯乙烯，長期食用容易致癌；7號種類較多，像嬰兒奶瓶及美耐皿器具等，遇熱水，甲醛就會釋出。

資訊來源：「環境資訊中心」http://e-info.org.tw/node/82716

修補粒線體

修補粒線體，首先要避免體能過度活動，當病人覺得累的時候，就需要適度休息，以利ATP能夠順利製造出來；第二便是減少各種壓力，因為壓力會使能量消耗加快；第三是需要充足的睡眠，因為睡眠可以讓腦部放鬆和休息；第四則是提供粒線體所需的營養素，包含B群、礦物質等；第五個是找出原因把它排除，其中因素可能包含感染、藥品、毒素、重金屬及其他，當找出原因後，就要避免再去接觸，造成反覆感染、毒害。

在日常營養攝取，盡可能補充各種養份，像是Q10、鎂、肉鹼（L-carnitine）、薑黃素、B群及五炭醛糖（D-ribose,D核糖），並且穩定血糖，避免血糖過度浮動，如果對某類食物過敏的話，要藉此找出過敏源，不適合食物的就不要再接觸，切斷可能的危險因子。

接著就是排毒的機轉，包含重金屬、殺蟲劑、藥品、菸酒等，這些毒素得靠排毒機轉才可以加以排出。

進一步處理因為粒線體失調而引起的相關疾患，像是免疫失調產生的過敏及自體免疫疾病、消化系統、荷爾蒙或是肝解毒等功能失調。

在恢復粒線體的過程中，需要Q10、肉鹼及鎂的協助，當然也需要氧氣及蛋白，蛋白提供物質的傳導進出，而鈉、鉀、鈣、鎂可以幫助細胞膜上面的離子幫浦補充消耗的能量，使氧化磷酸化(Oxidative Phosphorylation)順利進行。

「醫生，以上的方法聽起來都好難，有沒有簡單又方便的排毒方法呢？」

「其實最自然也是最省錢的方法，就是——流汗。」

流汗排掉重金屬和化學毒素

你可能想不到，細胞內的抗氧化系統，可透過流汗的機轉來排除毒素，唯有適度的流汗，才能夠把毒素完全的排放出來。

工作忙碌的現代人，好像都忘了運動或是運動量不足，想要執行流汗的排毒行動，至少每天都要進行，可以考慮像SPA、土耳其浴或是蒸氣浴，這些可以讓體溫升高，達到出汗的效果，順勢把身體內的重金屬或化學毒物排放出來。

當你體內的毒素過多，相對的你流的汗也會比一般人還要來得少，你對熱的忍受度也會比較差，因此嘗試高溫流汗排毒，可能會沒辦法忍受。

這時候，就可能考慮使用遠紅外線照射法，照射脂肪高的地方，比如說臀部、大腿、局部等，經過逐漸加溫以後，可以直達皮下脂肪，當脂肪溫度升高，就可以利用流汗，把重金屬和化學毒素排掉。

即使是有機磷酸和殺蟲劑，都可以經過幾週的排汗，把毒素降下來。

所以排汗是一個相當重要的過程，想要維持身體健康，除了休息之外，就是要運動，藉以達到排汗的天然排毒效果。

另外，還可以藉由飲食療法，來達到排毒。

生活中的某些物質，基本上是具有排毒效能的，像是藍綠藻、大蒜、綠茶、高纖維的食物等，尤其是綠藻經過消化道以後，它可以在腸道跟一些殺蟲劑和化學毒素結合，讓它隨著體液排放出來；以營養補充方面，像是維他命Ｅ、維他命Ａ、穀胱甘肽、乳鐵蛋白、硒、鋅還有胺基酸，這些都可以用來當作排毒食物，消解化學毒害。

- 預防篇 -

Chapter4 第三道防線

一氧化氮與自由基

4-1

認識一氧化氮

「鄭醫師，聽說一氧化氮具有毒性，除了是造成酸雨、臭氧層破裂的主因，也會對人體產生不良影響？」

「你的觀念沒錯，但只說對了一半！」

其實，一氧化氮並非完全對人類有害。

它和身體機能息息相關，除了影響能量ATP的形成，也是抑制身體發炎與遏止癌細胞的關鍵因子。

讓我來告訴你：一氧化氮（NO）是氮（N）的化合物，一般狀況下為無色氣體，化成液態、固態時則呈現藍色。

由於一氧化氮的分子為不成對電子（unpaired electron），因此化學性質非常活潑，屬於一種「自由基（Free Radical）」類型。

當一氧化氮與氧（O）結合，就會形成紅棕色的二氧化氮（NO2），帶有強烈的腐蝕性，這才是造成酸雨的原因。

一氧化氮合成的酵素

不過，當一氧化氮合成酵素（NOS,nitric oxides synthase），可以對人類體內的運作機能產生功效，分為以下四大類來說明：

第一種是血管內的一氧化氮酶，稱為：內皮型一氧化氮合成酶（eNOS）。可幫助調節血管功能，放鬆平滑肌，使血管擴張和血壓下降。像一些急救的藥物如硝化甘油，就是利用這個機轉。

第二種是神經性的一氧化氮酶，稱為：神經型一氧化氮合成酶（nNOS）。可在中樞神經與周圍細胞分泌傳遞物質，協助細胞通訊及聯結。

第三種是誘導性的一氧化氮酶，稱為：誘導型一氧化氮合成酶（iNOS）。

當細胞被干擾，或是病毒侵入細胞內，就會有發炎和感染的現象，產生腫瘤壞死因子-α，此時一氧化氮就會發揮作用，幫助巨噬細胞在免疫系統中對抗病原體，將癌細胞給殺死。

第四種是粒線體作用所生成，稱為：粒線體一氧化氮合成酶（mtNOS）。

一氧化氮的作用

一氧化氮能夠自由進出細胞膜，發揮它強大的作用。它主要成分是由精胺酸，再加上氧氣及NADH（還原型菸鹼醯胺腺嘌呤二核苷酸）所形成。功能如下：

■ 降低血壓：一氧化氮有些類似內分泌的機制，能造成血管的擴張作用，因此對於降低血壓有一定的效能。

【抗癌小辭典】

腫瘤壞死因子-α（tumor necrosis factor α，TNFα）為人體巨噬細胞所分泌的一種細胞激素（cytokine），具有毒殺癌細胞的特性。主要作用是調節免疫細胞的功能，作為一種內源性致熱原，它能夠促使發熱，引起細胞凋亡，阻止腫瘤發生和病毒複製。若是腫瘤壞死因子-α生產失調，則會產生細胞相關病變，致生癌症。

■刺激勃起：一氧化氮藉由血管擴張，增加血流量，還能刺激勃起作用，像是「威爾剛」（Viagra）的開發，就是在心臟病、心絞痛藥物的臨床測試中，被無意中發現出來的。

■提高受孕：當受精卵結合時，一氧化氮可以幫助精子與卵子的融合，提高受孕機會。

■降低動脈硬化：血管壁的一氧化氮可以抑制管壁上的血管發炎，減少動脈硬化的機會。

■幫助腎絲球過濾：一氧化氮有促進腸胃蠕動的作用，可以抑制子宮平滑肌收縮，促進腎絲球的血流，增加腎絲球的過濾，及小便的形成。

■幫助記憶力：當海馬迴（Hippocampus）釋放一氧化氮的時候，可以刺激 NMDA 接受體，對於長期學習和記憶力有很大的幫助。

■殺死巨噬細胞內的病菌：最重要的是，一氧化氮可以幫助殺死巨噬細胞內的病菌。第一型免疫細胞能夠分泌一氧化氮來殺死病菌，藉由老鼠實驗發現，如果血管內的內皮型一氧化氮合成酶（eNOS）被破壞掉的話，會導致老鼠提早老化和縮短它的壽命，即使調整它的飲

【抗癌小辭典】

海馬迴（Hippocampus）又名海馬體、海馬區，人有兩個海馬迴，分別位於左右腦半球。擔當著關於記憶以及空間定位的作用。海馬迴受到損傷，會導致阿茲海默症、記憶力衰退、喪失方向感。

食，也無法使老鼠繼續存活下去。

■殺死食物中的細菌：在口腔裡面，有一些腐壞的細菌，能夠把食物中的硝酸鹽（NO3-）轉成亞硝酸鹽（NO2-），當這些亞硝酸鹽進入到我們胃以後，胃酸就會把亞硝酸鹽轉成一氧化氮，這些一氧化氮能殺死食物中的細菌。

■改善血糖：一氧化氮可以抑制血栓凝集，避免血管內的凝血和減少血栓的機會，同時可以增加胰島素的敏感度，進而改善血糖的代謝。

■改善肺動脈和高血壓：一氧化氮也能降低肺動脈的壓力，改善肺動脈和高血壓。

其他如刺激下視丘（Hypothalamus）、胰臟澱粉酶（amylase）和腎上腺素（adrenaline）的分泌；甚至在發生氧氣不足的時候，一氧化氮會刺激延腦，產生較快較深的呼吸，增加細胞含氧量，提高存活的機率。

【抗癌小辭典】

下視丘（Hypothalamus），可調節內臟活動和內分泌活動，控制身體多項功能。它能接收從自主神經系統而來的訊號，並給予相應的行動。

澱粉脢（Amylase）由胰臟所分泌，用以消化澱粉的酵素，幫助食物消化吸收。

腎上腺素（adrenaline）是一種激素和神經傳導物質。可使心臟收縮力上升、興奮性增高、傳導加速。

一氧化氮過量的影響

一氧化氮對人類有害原因就在於過量。

像是粒線體內的一氧化氮，一旦發生過量情形，它會附著在含鐵硫的酵素上，而阻斷酵素作用，影響 ATP 的形成，對人體造成傷害。

不過，這個阻斷是可以修護的，也就是說，如果給它一個高量氧氣，這個問題就可以改善，讓酵素作用得以正常運行。

在臨床上經常看到一些病人，經常抱怨自己氣血不足、體力很差，這通常是粒線體內的酵素受到阻斷在作崇，因為無法產生能量 ATP，整天就會感覺病懨懨，提不起勁。

從這裡可以得知，為什麼有些人身體不舒服，頻頻上醫院，卻一直檢查不出任何病症，究其原因，原來是粒線體功能失常的緣故，而其中就是一氧化氮的數量異常所致。

當過量的一氧化氮形成，會導致 ATP 的數量降低，同時間又產生更多的自由基破壞粒線體，併發其他不良影響；原因是過多一氧化氮，

【抗癌小辭典】

細胞色素（cytochrome）是各種生物體中常見的蛋白質，廣泛存在於真核生物的線粒體內膜和內質網中、植物的葉綠體中，以及光合成微生物和細菌中。細胞色素參與了氧化磷酸化 (Oxidative Phosphorylation) 和光合磷酸化的電子傳遞鏈。

抑制粒線體內呼吸鏈上的鐵硫酵素，即是細胞色素（cytochrome），造成檸檬酸循環（The Citric Acid Cycle）作用失常，連帶影響氧化磷酸化（Oxidative Phosphorylation）的機轉，使細胞致生病變。

若是平常就有運動習慣的人，會因此加劇自由基的增生，出現更明顯的症狀，造成更大的傷害。

在肝臟內的含鐵硫酵素，主要是轉化膽固醇到膽酸，這個酵素如果被阻斷，就無法正常轉換，而造成膽固醇升高。

所以當膽固醇升高時，要同時檢測是不是有其它身體情況，比如說：ATP 能量不足，若是如此，膽固醇過高，可能就是來自於一氧化氮過多所造成的破壞，而不完全是飲食偏差所致。

過量一氧化氮引發的防衛機轉

我們在日常生活中所發生的細胞感染，大多都是由於接觸或食用到一些不好的病菌及物品，造成一氧化氮的增加而產生的。

這些日常接觸因子，包括：肺結核、寄生蟲、病毒感染、化學毒素、重金屬或藥物攝取過多致生病變；或使用一些鎮定劑、抗過敏藥物，甚至像普拿疼（Panadol）、對乙醯氨基酚（paracetamol/acetaminophen）、含氮藥品、硝化甘油（Nitroglycerin）、笑氣（nitrous oxide，N_2O）等，都會刺激一氧化氮的產生，再透過細胞膜跑到血液、身體各個地方。

當身體突然接收到高量的一氧化氮，直至無法承受的級量，就會關閉身體的保護機轉，也就是將一氧化氮的製造關閉，在關閉的同時，也會導致全面切斷身體細胞的機轉。

此時，一氧化氮的製造消失，身體就容易受到感染，而當它關閉以後，免疫細胞的製造就會從 Th1（第一型免疫細胞），轉成 Th2（第二型免疫細胞），導致免疫降低和過敏發生的現象，同時細胞對於感染的殺菌力會跟著降低；如果長期持續的話，就會造成癌症的轉化，也就是細胞內的代謝，將轉向癌細胞生成的過程。

這個時候，身體若能降低並穩定一氧化氮在身體的含量，避免刺激其過度產生，就可維持身體的正常機轉及免疫功能，使細胞逐漸恢復正常機制。

【抗癌小辭典】

硝化甘油（Nitroglycerin）在醫藥上用作血管擴張藥，作用迅速而短暫，效果極強，常用於治療冠狀動脈狹窄引起的急性心絞痛。硝化甘油片僅適用「心臟冠狀動脈血管」疾病，而非所有心臟、心絞病症，須經過醫師診斷，不可自行服用。

鄭醫師相談室

關於免疫細胞：輔助T細胞

輔助T細胞(T helper cells，Th)是一種T細胞（白血球的一種），它的表面有抗原接受器。一旦受到抗原刺激，Th細胞就增殖和分化成作用性Th細胞（effector Th）和記憶Th（memory Th）細胞。

輔助T細胞主要可區分為Th1、Th2、Th17及Th$\alpha\beta$等四種。

Th1 **輔助細胞**：主要為對抗細胞內細菌及原蟲的免疫反應。最重要的執行細胞為巨噬細胞(Macrophage)，另外還有殺手CD8 T細胞、B細胞，以及CD4 T細胞等。活化巨噬細胞，能夠吞噬並消化掉細胞內細菌及原蟲。

TH1免疫反應對應的是第四型自體免疫疾病(Type4 delayed type hypersensitivity)。

Th2 **輔助細胞**：主要為對抗細胞外多細胞寄生蟲的免疫反應。最重要的執行細胞為肥大細胞(Mast cell)、嗜酸細胞(Eosinophil)，及嗜鹼細胞(Basophil)等。活化嗜酸細胞，能夠攻擊細胞外寄生蟲，或造成氣管收縮，腹瀉及腸蠕動而排出寄生蟲。

Th2免疫反應對應的是第一型自體免疫疾病(Type1 IgE mediate hypersensitivity & allergy)。

4-2

認識自由基

「鄭醫師，台灣醫美盛行後，保健品大量推出改善自由基、抗老化補品。究竟自由基是什麼？」

自由基（Free Radical），又稱游離基，具有不成對電子（unpaired electron）的原子或分子，基本上會維持奇數呈現。由於不成對，顯現出來就相對不穩定，必須額外從其它地方取得一個電子，以便達到穩定狀態。

因此自由基很容易和其他物質產生化學反應，這些合成物質，通常具有極強的氧化性，如果體內的「自由基中和系統」發生異常，就會加速身體細胞與臟器的老化，並導致退化性疾病和癌症的產生。

不過，自由基並非都是不好的，少部份像是一氧化氮（NO）就可以幫助巨噬細胞殺死入侵的病菌，維持身體的正常運作；其他的自由基則會對人體造成直接性的危害，像是超氧化物（$\cdot O2^-$）、氫氧自由基（OH^-）、氧自由基（O_2^-）、過氧化氫（H_2O_2）等。

慢性病及癌症病變肇因

人體產生自由基，來源有兩種：

一、新陳代謝或身體合成而產生

當身體在代謝時，細胞內製造 ATP 的轉化合成的過程中，便會產生自由基，包含一氧化氮（NO）、超氧化物（$\cdot O_2^-$）、氫氧自由基（OH^-）、氧自由基（O_2^-）、過氧化氫（H_2O_2）等。

二、外在的誘導因子造成

如紫外線照射、空氣污染、吸煙、熬夜、心理壓力、油炸品、煙燻食物、過量運動等因素，包括苯並芘（benzopyrene）、苯并蒽（benzanthracene）等。

當這些自由基出現以後，一旦過量則會破壞粒線體，粒線體被破壞後，為了要代謝，勢必要進行更多反應，就會消耗更多的葡萄糖，連帶產生更多的自由基，葡萄糖消耗過多，就容易產生免疫力低下問題。

所以自由基侵入人體後，破壞細胞膜、粒線體上的 DNA，攻擊正常細胞和組織，就會引起連鎖性的過氧化反應。

當 DNA 被破壞，會產生不同的蛋白及酵素，讓粒線體無法充分的運作。一旦粒線體異常後，就會惡性循環，進而產生更多的自由基，並轉向「無氧呼吸」，損害組織和細胞，這就是慢性病及癌症病變。

盲目瘋狂的職業級殺手

自由基就像是個瘋狂的職業殺手，對於迎面而來的人，不分好人壞人，都是他殺戮的對象，一旦被他遇上，註定會發生一場可怕的破壞性攻擊。

自由基最強大的招式，便是：「氧化作用」，被接觸過的細胞，一個個變得老化脆弱，不堪一擊。

加上他另一個破壞招式：「同化作用」，可以讓遭受到感染的氧化物，成為新的自由基，再去氧化別人，像是吸血鬼一般，進行一連串的同類相聚、連鎖效應，由內到外完全擊敗對手，成為他的魁儡。

「鄭醫師，那我們應該怎麼做，才能贏回身體的『自由』？」

「別擔心，其實，打敗自由基不是多麼困難的事！」

就像是好萊塢可怕的殭屍系列電影，總會有人找到抵禦與反擊的方式，將自由基全面打掛，重新贏回「自由」的勝利。自由基主要是藉著「氧化過程」，來達到它攻擊與破壞的力量，我們只要能夠「抗氧化」，那麼就可以遏止並修護身體所遭受到的感染與傷害。

其實體內的自由基，在一定量之內，是可以幫助身體防禦病毒的入侵，清除細菌或受感染細胞。

但是若自由基有不正常的數量增生，超過人體可以負荷的範圍，就會造成危害。

像是外在的誘導因子，紫外線、受污染的空氣、抽煙、熬夜、心理壓力、作息不正常等，都會使自由基因之大量產生，長期下來，就會引起身體發炎反應、老化現象，嚴重還可使基因突變，導致癌症，不可不慎。

4-3

喝酒過量影響排毒系統

雖然抗氧化系統可以解決很多問題，但是若遇到喝酒過量、放任自己作息紊亂，累積的毒素太多，超過身體解毒系統所能負荷，人體就沒有辦法加以分解毒素。

吸煙與檳榔更不容忽視，吸煙為癌症危險因子之首，影響人體甚劇；嚼食檳榔與口腔癌、喉癌、食道癌的發生緊密相關。

因此需要從個人飲食、生活習慣的源頭改變做起。

另外，如果有機毒素存在脂肪組織或細胞膜上面，無法利用身體自然的代謝方式排出體內，這時候可能就要用其他的排毒方式來加以解決。

■ 肝排毒

身體的排毒系統通常以肝臟為主，它會透過氧化及結合作用，轉化毒性。透過榖胱甘肽（Glutathione）、葡萄醣醛酸（Glucuronic acid）等，可讓毒素轉化成無毒的水溶性物質加以排出，不過當毒素過多或抗氧化系統失調，也會造成解毒系統的障礙。

■ 益生菌排毒

當膽汁從膽囊排出，抵達腸道的時候，如果腸道菌種失調，就會使腸道再度吸收原先所要排出的毒物，重新回到血液當中，這時候就需要用大量高纖維質來幫助排出，或是利用益生菌來調整腸胃。

■ 熱排毒（流汗排毒）

另外，有一些毒素可以從汗水中排掉，利用熱水浴、蒸汽浴是我蠻建議的方式，但是完成之後，一定要迅速的洗澡，才能有效地把毒素排除。

■ 按摩排毒

還有一些微量的毒素可以從指甲、頭髮中排出來，因此經常性的剪指甲、洗手、洗頭髮、按摩，能夠促進毒物代謝與循環。

■ 深層呼吸排毒

可經常在空曠場地深呼吸，提高身體含氧量，增強心肺功能，進而使細胞機能恢復正常運作，加速循環代謝。最好的方式是經常利用白天，至森林區或山區，接觸大自然，吸收芬多精。

■ 飲食調整

臨床上，當病人有自由基過高或是肝解毒有問題的時候，我們可以多補充這些營養份：第一個是高蛋白的食物，因為補充高蛋白可以增加穀胱甘肽（Glutathione）；第二個則是多食用抗氧化食品，像是維他命A、B、C、D、E、K、胡蘿蔔素、硫辛酸（alpha lipoic acid）等。

■ 抗發炎臨床病例

在臨床經驗上，有一些膽囊發炎的病患，從生活及飲食上開始調整即可好轉。我總是建議病患，只要能夠完全避免高溫處理的油炸食物，也就是避開不好的轉化脂肪所製作的加工品，多吃纖維質，事實上只要七到十天，膽囊發炎就可以消除，病人不需要開刀就能緩解症狀。

當然，其他身體的發炎情況，也都適用。

鄭醫師相談室

身體重要的抗氧化物

■ **穀胱甘**肽（Glutathione）

可以抗氧化，也是身上的排毒系統，透過結合作用，把肝臟的毒素（化學劑和藥物）排出，同時保護 DNA 免於氧化，具有脫毒作用。

■ **葡萄醣醛酸**（Glucuronic acid）

可藉由催化、轉移作用，生成 β- 葡糖醛酸苷，是肝臟轉化作用中的結合反應，協助身體排毒。

■ **巴拉松**酶（Paraoxonase-1, PON1）

由於可分解巴拉松（Paraoxon），因此被命名為「巴拉松酶」（Paraoxonase）。能水解芳香脂和有機磷等毒物，是一種保護心血管阻塞的重要酵素。

■ **褪黑激素**（melatonin）

又稱為美拉酮寧、抑黑素、松果腺素。一般而言，褪黑激素需要在黑暗中才能製造，因此亦稱「黑暗荷爾蒙」。現代人長時間處在人造燈光下，使褪黑激素的產生受到影響。因此經常熬夜或執行大夜班工作者，容易缺乏褪黑激素，而增加癌症的發生率。

■ **硫辛酸**（alpha lipoic acid）

可作為輔酶，協助身體代謝過程。

生理時鐘與人體排毒

我們一般講的生理時鐘，以一天二十四小時來作劃分，每個時段可以相對應到身體的不同器官，可稱為「晝夜節律」（Circadian Rhythm）。

如果能夠按照一定的節律來行動，那麼身體自然就能在該時間內，自行排毒，如果因為某些人為的關係，導致某個時間的錯失或干擾，就會影響排毒作用。

關於生理時鐘與人體排毒時序，說明如下（由早到晚）：

■凌晨三至五點：肺排毒。

此時屬於休眠期，應該已經進入沉沉夢鄉。咳嗽常會在這個時間點發作，但不宜用藥，影響排毒，如有需要，以吸入型藥品為主，可直接入肺。有肺部問題的人，可以晨起運動，讓心肺有氧代謝。

■早上五至七點：大腸排毒。

應養成固定排便習慣，腸道堆積的宿便是萬病之源。在早上醒來時刻，是大腸排毒時間，可在刷牙前好好上廁所排便。適合做運動，尤其加強呼吸訓練，增加腸胃蠕動。

■早上七至九點：腸胃吸收期。

早餐是一天最重要的能量來源，也是腸胃吸收營養的時間，建議養成吃早餐的習慣。若是不吃東西，讓胃空轉，會導致胃疾。此時避免油炸、冰品、甜食及其它垃圾食物，如要飲用咖啡也應避開奶精、糖，把刺激因子降到最低.

■早上九至十一點：脾臟排毒。

此時為注意力及記憶力最好狀態，適合學習，可好好運用在念書或工作。同時要保持情緒穩定，使脾經避免過度耗損，另外此時不宜吃冰，脾臟若是損壞，將影響發育及生育。此時可補充一些合宜食物，如堅果及適合比例的油，維持脾經運作，緩和生活及工作的壓力。

■中午十一至一點：心臟顛峰期。

正午是人體能量最強的時刻，可在用完午餐後，稍作休息，讓心臟緩和，儲備精力，以應付一天的下半場。此時避免過度飢餓及工作過度，以免血壓升高，心肌失調。如因化療造成心肌或心血管功能降低，可利用此時做呼吸運動，長呼長吸的訓練，減少心臟負荷，改善心肌功能。

■下午一至三點：小腸吸收時間。

下午開始，小腸經經絡的流動，不宜過度飲食，尤其是大魚大肉，讓吃進的食物可充分利用。可適度休息但不可過長，並利用此時專注作業，效能極佳。癌症病人可進行冥想修復，消除過去的傷害。

■下午三至五點：膀胱排毒。

膀胱經由大腦經脊椎兩側走向腿部，主管大腦的運作與身體各器官精氣的流動，可利用這段時間冥想、背部按摩，或遠紅外線照射，改善膀胱經的能量流動，也可做些運動，不管是室內或室外，以放鬆心情。另外多喝水，有助於排尿功能。

■下午五至七點：腎臟排毒。

腎經是我們能量的源頭，吃晚飯時間，可選擇清淡食物，避免不好的油，如油炸、重鹹、甜食等，水果要限制種類，減少腎臟及腎經的負荷，另外體力不可透支，如體力差，無能量者，應於此時作冥想及呼吸訓練。用完餐後，可作簡單的散步。

■晚上七至九點：血液循環旺盛期。

此時應有足夠的水分及能量，提供心血管順暢運作，可補充魚油及Omega-3、Omega-6（1：4比例）的脂肪酸及B群，改善心血管功能，同時可試著禪坐或打坐，或是聆聽音樂或閱讀，讓身心平靜。

■晚上九至十一點：免疫系統淋巴的排毒。

此時段為免疫系統排毒時間，內分泌及神經的整合期，應保持心情的寧靜，可以開始沐浴，準備就寢。有情緒問題、睡眠問題、免疫力問題及內分泌失調者，應靜下心來讓身體休養，不宜過度焦慮，適合做些靜態的活動，或一些和緩的伸展操。

■晚上十一至一點：膽排毒。

入睡階段。淩晨一點，將進行膽的排毒，身體得到休息。應避免情緒困擾及進食，減少排毒的負荷，癌症病人及慢性病患者，都應入睡。

■淩晨一至三點：肝排毒。

肝排毒須在熟睡中才能進行，膽經、肝經須同時作用改善，毒素排除後，身體就能進行修補，我們驚人的自癒力，由此開始。

人體排毒時間表

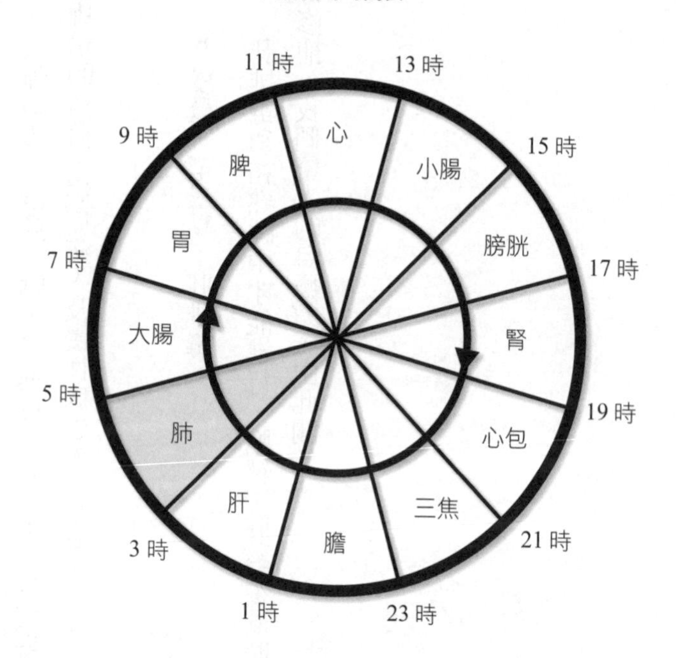

氣血循環是由肺經到

$\xrightarrow{\text{順時針}}$ 大腸經 $\xrightarrow{\text{順時針}}$ 回到肝經

圖示說明：

子午流注據「遠絡醫學」柯尚志醫師分析，以兩組經絡為一單元，包含陰經及陽經。

由陰經開始，經兩陽經，再由陰經出，清晨三點開始，每兩小時為一單元：由肺經、大腸經、胃經、再由脾經出，為早上 11 點；第二循環由心經、小腸經、膀胱經、腎經出，從早上 11 點至下午 7 點；第三循環下午 7 點由心包經進，經三焦經、膽經，再由肝經出，為清晨三點，構成了子午流注 。

利用經絡的流動時間，加以利用，可達到事半功倍的效果，如胃經異常，經絡流動的時間，可提供有益的抗氧化保養品，或注射抗氧化針劑，便能達到更顯著的效果。

- 預防篇 -

Chapter 5

第四道防線

各種感染及發炎機轉

5-1 牙齒

「鄭醫師，我在癌症治療期間可以拔牙嗎？」

一般來說，並不建議病人在癌症治療過程中，再動拔牙手術，導致傷口癒合困難，產生其他感染的可能性。

不過，若是真的非得拔牙，可以告訴醫師目前身體狀況，並特別留意術後照顧，才能避免後遺症（如齲齒、牙周病、牙齦腫痛、溢膿感染、骨髓炎、頰粘膜等）的發生。

■ 術前：

在處理癌症病人的案例前，我通常都會建議病人先針對牙齒進行整體檢查，並且預先接受牙齒治療。

特別是遇到罹患頭（口鼻耳）、咽喉、肩、頸部位的癌症病人，需要執行手術、放射性治療或化療時，一定會影響到口腔內的相關分泌（唾液腺、黏膜），因此連帶也會影響到口腔傷口的癒合情形。

■ 術後：

由於手術（化療）過後，人體免疫力大幅降低，極易遭受感染，因此癌症治療後的口腔保健，也是相當重要的一環。

可以採用基本口腔保健法「三三三法則」：每天刷牙三次、三餐飯後刷牙、每次刷牙三分鐘；以及「黃金三分鐘」，在吃完食物後的三分鐘內清潔牙齒，不管是運用牙線（牙間刷）、漱口或清潔都可以。並且定期做口腔檢查。

此外，根據臨床證實，各種病症，其實都可以透過牙齒檢測，發現其中的相關性。許多潛在疾病，包括糖尿病、愛滋病、癌症、荷爾蒙失調、甲狀腺機能亢進、骨質疏鬆、心血管疾病、免疫系統失序等，也都可以藉由牙齒檢測當中，找到治療契機。

包括牙齦不正當的出血、膿腫、惡臭、牙齒腐蝕、齒根鬆動等症狀，都是身體內的器官出現毛病所致。而嚴重的牙周病更提高了心臟病（心肌梗塞）、腦中風、不孕發生的機率。

在診療所裡，我透過俄羅斯聯邦「國家精神物理研究院」所推出的3D非線性掃描，雖然是3D，但這個機種是最新型的，因此可以照出4D角度，也就是可以藉由不同層次掃描，深入觀察器官。

以心臟和肝來講，它可以從外觀、側面看，甚至可以進入裡面去看，以4D的角度來掃描。藉由掃描，經常無意中發現病人的牙齒有問題，建議他到牙科做進一步處理，也確實發現問題存在。

臨床病歷中，有一位七十歲的病人，治療中並沒有特別留意牙齒問題，但是他血液中的癌症標記，一直呈現高高低低的狀態，增加了治療的困擾，後來才發現他患有牙周病。

不過自從使用機器掃描，可以及早發現牙齒問題，協助癌症病人妥善處理。透過3D非線性掃描，最能找出病人內在的牙齒問題。

當然，即使今天沒有做這個儀器掃描，還是可以在癌症治療前，先請牙醫徹底的檢查牙齒問題，同時也要注意，做過根管治療或是已經沒有功能的牙齒，最好儘早處理，切莫放任不管，以免細菌孳生，導致慢性發炎，更容易誘發癌症出現，這是我們不可輕忽的地方。

5-2

腸道

腸道介紹

一個剛滿二十歲的年輕女子到我的診所裡來，由於時常感到上腹部腫脹、疼痛噁心而食不下嚥，經診斷後，發現已是胃癌末期。

另一個年約六十五歲的病人，來我的診所作例行性的健康檢查，無意中在大小便的篩檢中，得知他有癌細胞，確診後為直腸癌。

詢問病史後，才發現他們都有外食(包括高油高鹽、煎炸、醺烤、漬物、甜食等)、熬夜、酗酒、缺乏蔬果攝取及運動習慣，連帶影響了腸道健康。

由此可知，一旦飲食失常、作息紊亂、缺乏適當運動，就會影響腸道系統，使得排便困難、便血、腸躁、腹漲、胃潰瘍等病徵出現，最後還會導致癌細胞的滋生擴散，可說得不償失。

根據卡洛林．龐德（Caroline Pond）教授的研究，當身體能量已經足夠的時候，我們吃進的食物就會轉化為脂肪，堆積在淋巴結附近。

反過來說，因為主要脂肪沉積在腸道附近，會導致「中廣族」、「圓柱民」的身材，許多人可能還不以為意，但此時的腸道已經產生了「發炎反應」，除了腸道以外，也可能造成動脈硬化的相關病變。

「鄭醫師，我也經常超過一個禮拜才排便一次，怎麼辦？」

別擔心，可能是因為飲食或生活習慣不佳造成，記得定期作腸道檢測，維持高纖飲食，多食蔬果、多運動，就能保持腸道健康。

首先，讓我們一塊來認識我們的腸道。

消化系統是由消化道與消化腺所構成，消化道又分為上消化道（口、咽、食道和胃）、下消化道（大腸、小腸、結腸、肛門），食物藉由消化道進入人體；而消化腺（唾液腺、胃腺、腸腺、胰臟等）則分泌消化液用來消化、分解、吸收食物，和代謝廢物。

我們每天從嘴巴吃進去的食物，都要經由消化系統的轉化，才能成為養份與能量，供給身體所需，所以維持腸道生態的平衡，為人類身體健康的第一步。

■ 消化道異常原因與影響

一般人錯以為腸胃疾病，都是因為下消化道出了毛病，但很多情況是上消化道出問題所導致。

像是常聽到的胃食道逆流、脹氣、潰瘍、胃出血等，其實都是上消化道出問題，當上消化道出現細菌、黴菌等攻擊，就會代謝異常，產生一些廢棄物和毒氣，造成細胞及器官的發炎症狀。

此外，腸道消化不好，可能是胃酸不足、胰臟酵素減少，導致消化功能異常；或者是藥物使用過多，像是抗生素、補充荷爾蒙藥物、口服避孕藥、制酸劑等，都會抑制胃酸的製造，而造成胃酸液不足。

當腸道發生不良代謝，在與食物進行發酵的過程中，就會產生有害的毒氣及廢棄物，危及身體健康。第一種是酒精類的產物，包含甲醛（CH_2O），會造成腦袋遲鈍、記憶衰退，同時這些酒精的殘物會影響血糖的代謝，讓人更想吃甜食，但補充甜食，相對地又在腸道產生

【抗癌小辭典】

甲醛（CH_2O），無色可燃，有刺激性及毒性。水溶液為「福馬林」，用於人體防腐、標本製作。衣物為了定型，會添加甲醛成分；不肖商人為了食物漂白、蛋白質凝固、保鮮防腐也會添加甲醛；有時也作為建築材料，造成室內空氣污染。甲醛會造成皮膚及黏膜發炎、潰爛，嚴重者甚至導致鼻咽癌、喉癌、肝癌、腎臟癌等嚴重病變。

有毒廢氣，惡性感染。

第二種不良的氣體，分別有硫化氫（H_2S）、一氧化氮（NO）及氨（NH_3）等。

硫化氫會抑制粒線體的活性，影響血紅素（hemoglobin）攜氧能力，同時增加重金屬的毒素。

第三種有害物是右旋乳酸（d-lactic acid），右旋乳酸是腸道不良細菌代謝所產生，主要是因為攝取高比例的糖類所致，尤其是水果中的果糖，以及含有甜份的食物。

右旋乳酸對人的頭腦影響甚大，會產生錯亂、走動不穩、語言障礙，和記憶力衰退的現象。在必要的時候，得嚴格限制糖類與水果的接觸。

因為以上這些毒素藉由消化系統，進到肝臟以後，會造成肝的負擔，當肝臟的解毒功能無法負荷的話，就會讓毒素全面入侵血液，造成大量自由基形成，導致身體器官的發炎與病變。

以上這些毒物，都是造成腸道發生不良代謝的主因。

【抗癌小辭典】

硫化氫（H_2S）是一種無色、易燃的酸性氣體。具有毒性，吸入高濃度硫化氫，可能會致命，對於眼睛、呼吸系統、中樞神經都有影響。

氨（Ammonia），亦稱氨氣、阿摩尼亞，無色，有強烈刺激性。用途廣泛，是許多食物、肥料、藥物、清潔用品的重要成分之一。

消化道異常而引發的相關病症，極可能是近年飲食全面西化所致，主要是由於速食會破壞腸道好菌，加上外食族無肉不歡，喜歡油膩、煙燻、精緻口感，無形中吃進了許多致癌物，擾亂腸胃道平衡。

當腸道益菌種無法有效的維持或建立起來，就會造成人體的危害。

■ 腸道併發症

「鄭醫師，化療過程中可以經常服用止吐劑嗎？」

視病猶親，深知化療病人在治療中的艱辛，經常有嘔吐、暈眩的副作用，但是當病人這麼詢問我，或是哀求我能夠開立時，我雖有不忍卻仍提出告誡。

癌症病人在化療過程中，若病人感到噁心想吐，醫生通常都會預防性地先給予止暈止吐的藥物，但是事實上這只是治標不治本。

因為病人服用或注射完抑制藥劑，當藥效退後，身體會感到更加難受，也會連帶讓中樞神經受到影響。

此外，腸道黏膜也會受到化療的影響，導致消化、吸收的功能減弱，對食物的排斥也比較強，才會有嘔吐、厭食的情況發生。

如果在化療中，同時合併施行放射療法，對腸胃的傷害性更大，因此不建議同步施作。

在飲食方面，正在接受化療的癌症病人，可改為「少量多餐」進食法，然後選擇口味清淡的食物，如果必要的話，建議多攝取一些益生菌或是酵素，可提供腸道營養，活化細胞作用，有助減輕病人噁心嘔吐的痛苦。

除此之外，因為化療和放射療法的影響，對口腔黏膜容易產生發炎的現象，因此要留意並保持口腔衛生，避免衍生口腔疾病。

比如說多漱口，並適當補充營養，像是魚油、丁酸脂（Butyric acid），這些都可以降低口腔黏膜的發炎和感染。

至於腹瀉方面的副作用，還是要回歸到腸道的平衡，最主要的還是在於飲食調整，避免高溫油炸，多攝取食用椰子油、亞麻仁籽油，可修護腸道功能、代謝毒物，回復到正常狀態。

如果真的腹瀉得很厲害，就需要補充電解質，以及麩醯胺酸

【抗癌小辭典】

魚油是從魚類萃取出的物質，富含 ω-3 脂肪酸、二十碳五烯酸 (EPA)、二十二碳六烯酸 (DHA)，具有保健視力、抗發炎、減少血栓、降低三酸甘油脂，可預防心臟病與憂鬱症等功效。

丁酸脂 (Butyric acid) 屬於短鏈脂肪酸，人體可藉由發酵作用而產生。具有抗發炎反應、基因修護、抑制腸癌的功用。

（Glutamine），可為腸道細胞帶來營養、抗氧化物與能量，增強免疫力。

副作用可能還會導致便秘，由於止痛藥、止暈藥會影響腸胃蠕動，如果能夠飲水充足，加上攝取較足量的纖維質，或是補充口服鎂、益生菌等營養品，就能夠恢復正常排便。

腸道的調整與治療，首先要避開高糖分的精緻食物和水果，把異常發酵作用先行切斷，防止腐菌生成與繼續惡化。

其次，活化類桿菌屬（Bacteroides），如果類桿菌屬的細菌量不足，會造成大腸細胞的萎縮，影響消化功能。

可多多食用堅果、種子、蔬菜等，透過這些短鏈的脂肪酸，可以提升腸道的營養。

最後，要保持胃部的酸鹼平衡，使黏膜正常分泌，才能夠殺死入侵的大部分病菌。

根據研究發現，慢性病常常都是因為胃酸不足，而造成過敏或自體免疫的疾病。飲食上可以調整為少量多餐，當一下子吃進太多的食物，可能會造成暈眩和疲倦的反應。

【抗癌小辭典】

麩醯胺酸 (Glutamine) 亦被稱作穀氨醯胺，為人體中含量最豐富的非必需胺基酸，且是唯一一種可直接通過腦血管障壁 (BBB) 的胺基酸，可從肉類、穀類、奶製品、甘藍菜、甜菜根、豆類、味噌等食物中獲取。

類桿菌屬（Bacteroides）可製造短鏈的脂肪酸，消化可溶性纖維，避免病菌入侵感染，及防止大腸細胞的萎縮，可從蔬菜、堅果、種子及聚葡萄糖攝取。

如果把份量減到最低，分多次進行，這樣就可以減少疲倦和脹氣，腸胃也能感到和緩舒適。

還可以補充維他命C，一天至少要兩克以上，評估是否過量的作法是，若是服用後產生腹瀉的情況，先不用過於驚慌，這是正常的排毒現象，只需要減少劑量即可。另外，酵素及脂溶性維他命（如A、D、K）的適度補充，都可以調節人體的新陳代謝。

平時盡量多攝取天然食物，像洋蔥、大蒜、胡椒、咖哩等，這些都含有殺菌功能，可以幫助腸道的菌叢平衡。

鄭醫師相談室

維生素（Vitamin）是一系列有機化合物的統稱，可調節人體的新陳代謝，提供生命活動的能量。依類別分為水溶性維生素、脂溶性維生素。缺乏或過量都可能引發生物化學反應，而導致相關病症。

水溶性維生素易溶於水，如維生素B、C，可經由尿液排出，會因高熱的烹調方式，而破壞其營養素。脂溶性維生素不溶於水，如維生素A、D、E、K，會儲存於人體脂肪中。

■ 腸道益生菌介紹

「鄭醫師，我還是不太懂耶，那我們要如何讓腸道平衡？」

「最簡單的方式，就是讓腸道『好菌多多』，這樣就沒有問題了！」

要維持腸道生態的正常運作，除了消化道與消化腺的功能必須順暢，此外，腸道裡的益生菌（Probiotics）也是相當重要的。

益生菌（Probiotics），是根據希臘語「for life」（對生命有益）而來，一九六五年，科學家 Lilly and Stillwell 研究發現，益生菌為：「任何可以促進腸道菌種平衡，增加宿主健康效益的活的微生物」。

經過後續專家們的研究與開發，益生菌的功效已廣為熟知，並且應用於許多臨床醫療與日常生活當中，與人們息息相關。

酸奶（優酪乳）是人類最早食用益生菌的紀錄，土耳其高原的古遊牧民族，早在西元前三千多年前，就會製作和飲用酸奶。一開始並不知道酸奶可以維持腸胃道健康，卻因為酸甜口感而成為一種日常性飲料。

而現今市面上販售的優酪乳，內含豐富的益生菌，像是乳酸菌（Lactobacillus）、嗜酸乳桿菌（Lactobacillus acidophilus）、比菲德氏菌（Bifidobacterium bifidum、Bifidobacterium infantis）、雷特氏B菌（Bifidobacterium lactis）、龍根菌（Bifidobacterium longum）、嗜熱鏈球菌（Streptococcus thermophilus），都可以補充腸內菌叢，減少大腸癌的發生率，身體一旦好菌多多，自然就健康。

益生菌可使腸內維持酸性環境，對抗、抑制壞菌的生成，並協助消化酵素的運作，讓進入身體的食物可以被好好分解，維持腸胃的健康。

癌症病患在接受化療的過程當中，可能會因為放射治療，或服用抗生素，將好菌與壞菌一同殺死，而導致腸內菌叢失序。

此時，就要多補充益菌，建立「腸道屏障功能」的保護機制，才可避免後續感染或發炎的情況產生。

部分有乳糖不耐症（lactose intolerance）的人，喝牛奶會有漲氣、腹瀉或胃疼的情形，可以藉由益生菌的補充來加以改善，益生菌可將奶製品分解成小分子，易於讓人體吸收鈣質等營養成分，大大降低腸胃的不適。

另外，益生菌還能抑制膽固醇生成，使血清中的膽固醇濃度降低，避免細胞釋放發炎介質，改善過敏體質，像是氣喘、皮膚炎、過敏性鼻炎、呼吸道感染等，並減少胃炎、十二指炎、消化道潰瘍等。

益生菌還能夠抗老化，幫助腸道蠕動，使排便順暢，減少便秘之苦。一旦消化系統正常、菌叢生態平衡，身體不發炎、不積留廢物，就能延緩老化現象，也能遠離腸癌的威脅。

5-3

腦部

「鄭醫師，我最近常常忘東忘西，課業都背不起來，是不是用腦過度，導致記憶力提早退化？」一個二十開歲的年輕小夥子，焦慮的望著我。

「鄭醫師，我媽媽今年六十五歲了，最近老是忘記關瓦斯，嚇得我們不敢讓她進廚房，是不是得了老年癡呆症？」一個孝順的女兒這麼問我。

診療所裡，還有許多關於腦部的問題：「我的頭好痛，每天睡不著，好像有螞蟻在咬……」、「每天好像聽得見微弱的鼓聲……」等等。

根據衛生署二〇一三年公布「全國失智症盛行率調查」，全國六十五歲以上的老年人，罹患失智症者將近十三萬人。

換句話說，六十五歲以上的老年人，每二十人就有一人罹患失智症。

在邁入口結構老齡化的今日，每個人都不希望將來老了找不到回家的路，成為親族的負累，如何預防失智、帕金森氏症（Parkinson's Disease）等大腦退化性疾病，於是成為熱門顯學。

關於智力退化、老年癡呆或相關腦部病變，年齡因素之外，其實很大的原因是來自於粒線體的功能衰退，造成身體器官的老化現象。

失智、癡呆的發生機制，導因於自由基造成的粒線體DNA衰敗、異變，影響大腦及身體器官運作失常。

因此，修護粒線體、對抗「氧化反應」，就可以大大降低認知能力的退化。

癌症病人主要是因為粒線體（mitochondrion）失調，通常在初期的時候，病人只會有局部的病變，不過當病情繼續惡化或營養不良時，它影響的範圍就會轉為全面性。

因此，這個時候除了主要的癌症部位以外，癌細胞會破壞中樞神經系統（Central nervous system，CNS），造成學習障礙、短期記憶力變差、專注力降低，嚴重可能連講話都會含糊不清。

一旦中樞神經系統察覺出異狀，就要連帶查看腦部有沒有其他病變，以及是否有動脈硬化的現象，尤其是腦部是不是血糖過低，如果經醫師評估無法使用葡萄糖，就可以服用椰子油，當作能量補給。

「鄭醫師，我每天早上都要喝咖啡提神，這樣會影響記憶力嗎？」

咖啡含有大量的咖啡因，其實就是一種「興奮劑」，因此能刺激腦部中樞神經系統，驅趕睡意、提振精神。但是在迅速恢復精力的同時，不可忽略大劑量的咖啡因其實也是一種毒品！

所以，若是長期飲用（服用）過量的興奮劑，刺激中樞神經系統，可能會產生焦慮、失眠、心悸、易怒、肌肉抽搐等症狀，嚴重還會導致消化系統潰瘍、胃食道逆流，大腦病變則有恐慌症、躁鬱症、精神分裂症等。

舉例來說，如果習慣一天飲用三杯咖啡以上，長期下來，會有成癮作用，導致慢性咖啡因中毒，使得排毒系統發生異常，無法排出毒素，不但達不到原先預期的提神功效，還會令反應變得更加遲鈍、記憶衰減。

此外，睡眠、甲狀腺、腎上腺素不足，都會影響腦部功能。避免過度憂鬱和焦慮，保持心情愉快，就能慢慢改善腦部的症狀。

■ 吃錯油，讓頭腦變笨

一般人因為忙碌、經常外食，可能不會特別留意肚子到底吃進了哪些油脂，其實食用油的選擇也是相當重要的一環。

因為可以從油脂吸收到磷脂醯膽鹼（Phosphatylcholine），它協助傳遞大腦指令，當信息傳遞越快，鏈結的記憶力就越強，是一種健腦的養份。

同時，細胞膜（Cell Membrane）的主要成份是由磷脂醯膽鹼（Phosphatylcholine）所構成，而磷脂醯膽鹼（Phosphatylcholine）即是卵磷脂（Lecithin）的成分之一，因此我們可以藉由食物當中攝取，包括蛋、黃豆、葵花仔油等，讓細胞膜可以維持正常。

其中，要特別留意補充的劑量。

細胞膜上脂肪酸的正常比例：Omega-6 與 Omega-3 的比例是四比一；大麻籽油比例是三．八比一，如果能再補充少量的葵花油百分之五，那麼細胞膜中的比例，剛好可以到四。

Omega-3 的來源以亞麻仁籽油為主，因為亞麻仁籽油為不飽和脂

【抗癌小辭典】

磷脂醯膽鹼（Phosphatylcholine）是一種健腦養份，為卵磷脂（Lecithin）的成份之一，幫助大腦傳遞訊息，還可協助將身體多餘的脂肪、膽固醇排出體外，使血管暢通、保持彈性，有「血管清道夫」的美譽。

肪酸，但需要避光保存，才不會氧化。

由於人體無法自行製造 Omega-3、Omega-6，而 Omega-3、Omega-6 又是人體必要脂肪酸，需要從食物當中攝取。

另外還可以補充適度的魚油、椰子油。

大多數的食用油屬於長鏈脂肪酸（大豆油、葵花油、橄欖油等），吸收慢，容易囤積在身體裡，成為體脂肪；而短鏈、中鏈脂肪酸（棕櫚仁油、椰子油）比起長鏈脂肪酸，較不易變成大脂肪，囤積在人體且比較容易被人體吸收。

椰子油屬於一種中鏈三酸甘油脂（Medium Chain Triglycerides，MCT OIL），可用於醫療或膳食補給，有助活絡腦細胞。有些人在服用過程，可能會導致拉肚子或腹脹情況發生，這時候可以適度補充膽酸或是酵素，協助椰子油的吸收，達到最好的效果。

不過在補充椰子油時，須聽從醫師的叮囑，調整用量，由於椰子油屬飽和脂肪酸，過度飲用，會囤積膽固醇，增加罹患心血管疾病的機率，不可不慎。

【抗癌小辭典】

三酸甘油脂（Triglyceride ，TG），亦作甘油三酸酯，為動物性油脂與植物性油脂的主要成分，日常飲食即可攝取。身體內的三酸甘油酯含量過高，可能會造成動脈硬化、高血壓、心臟病、心肌梗塞、糖尿病、脂肪肝、胰腺癌、中風等心血管慢性疾病。

鄭醫師相談室

「鄭醫師，要如何分辨油脂的短鏈、中鏈、長鏈？」

脂肪酸的構成元素有碳（C）、氫（H）、氧（O），依照「碳鏈數」的長短，可分為短鏈、中鏈、長鏈三種。鏈數越長，越容易在常溫下凝固。

鏈狀結構中，若全以「單鏈」呈現，即稱「飽和」脂肪酸；只含一個「雙鏈」，為「單元不飽和」脂肪酸；含有兩個以上的「雙鏈」則為「多元不飽和」脂肪酸。

油脂中，不飽和脂肪酸越多，在常溫下呈液態；反之，飽和脂肪酸越多，則呈固態。

短中鏈脂肪酸由腸道吸收後，直接進入血液利用，而長鏈脂肪酸吸收較慢，須經淋巴系統再回到血液循環，才能為身體利用或儲存體內。

所以為什麼油品不好千萬不要吃下肚子，因使用的沙拉油或回收油，可能在淋巴循環時，堵住淋巴系統，減弱免疫功能，長期食用恐致癌，所以油的選擇絕不可輕忽。

而椰子油屬於中鏈飽和脂肪酸（Medium Chain Triglycerides，MCT OIL），與動植物性的長鏈飽和脂肪酸不同。因此近年研究報告顯示，可用於醫療或膳食補充。

■ 腦部修護與復健

「鄭醫師，椰子油真的可以預防失智症嗎？」

重點在於是否選對油，並且適時適用，而且造成失智症的原因各異，食用前一定要先經過診斷，向醫生諮詢。

癌症病人長期處在治療的壓力與焦慮中，無形加劇腦部的損耗，所以在治療過程，同時要修補病患的中樞神經系統。

腦部的重量只佔身體平均值的百分之二，不過它卻用掉百分之二十的氧氣和百分之二十的能量，可以得知人類一天當中，用腦的頻率遠高於其他器官。

腦部細胞有它特殊之處，神經細胞除了神經本體以外，還有用來傳導能量的神經纖維。作為神經信號傳遞的軸突（Axon），末端的能量來源主要由髓鞘（包裹在神經元軸突外的脂肪組織）直接製造，它不僅可以製造ATP，同時也提供能量作為神經傳導物質的產生，髓鞘的來源主要是脂肪，也就是油。

因此若能攝取有益腦部的油品，就能活絡腦部神經信號的傳遞。

根據瑪麗．紐波特醫師（Dr. Mary Newport）的研究發現，在治療腦性退化方面，主要是以椰子油為主，並著書《Alzheimer's Disease: What If There Was A Cure?》為椰子油平反，說明椰子油當中的成分，可以治療阿茲海默症。

因為椰子油含有中鏈的三酸甘油脂（medium chain triglyceride，MCT），在肝臟中會被代謝為酮（Ketone），提供腦細胞、髓鞘能量需要。不過髓鞘的細胞膜必須完整，才有辦法製造 ATP，所以像麻醉或開刀，造成髓鞘的膜遭受破壞，不但病人的腦部無法運作，甚至可能病人意識也不清楚，所以在腦部問題來講，提供正確的油是很重要的。

關於修護腦部功能，可以藉由攝取食物，補充細胞膜所需要的脂肪，以維正常運作，像是卵磷脂，一天兩次，一次五毫升或是一茶匙；以及椰子油，使用上也是一天兩次，一次約十毫升，可直接飲用或與食材烹調（可耐高溫），椰子油能夠供應腦部的能量；還有大麻籽油與亞麻仁籽油的搭配食用，它們的比例為四比一，通常一次約十毫升，一天兩回，才能達到足夠的補充。

其他，橄欖油可以提供 Omega-9 的脂肪酸，能夠讓細胞膜的機能提升。

若是想要讓食用過程兼顧美味的話，可利用一百五十克的椰子油，加上六十克的可可亞粉，和一湯匙的五炭醛糖（D-ribose, 即 D 核糖），稍微加溫以後，自然溶成巧克力飲品，就是一種不錯的食用方式，對於老人小孩的接受度也比較高。

藉由好油的補給，讓眾多油品落實到「適時適用」，就可以使細胞膜功能慢慢的恢復，進而活化粒線體，提高整合治療的效果。

5-4

血糖

不管對付癌症或各種慢性病，當醫生提出正確方法以後，是否能夠確實執行，就變得相當重要。

「鄭醫師，我有『三高』怎麼辦？」

最近有位病人因為過度肥胖，患有高血壓、高血脂等問題，連他的兒子都有高尿酸血症，經由我的診斷後，發現是屬於代謝症候群的病症。

他告訴我體重和指數一直降不下來，也曾經想經由運動、慢跑來改善，往往才跑了五分鐘就受不了，半個月過去了，還是一點成效都沒有，只好來求助我。

後來，我告訴他重點在飲食調整，提供他正確的飲食方法，例如三餐都以蔬菜為主，下午點心搭配椰子油、亞麻仁籽油來協助身體排毒，經過一段時間，父子的症狀都有了明顯的改善。

在一星期內，體重慢慢減少了一公斤，由此發現，只要用對正確的方法，身體就能恢復健康。

我也告訴他們父子倆：「你們可以依循的方向已經出現，路是對的，現在只要繼續前進、確實執行，未來就可以遠離慢性病的危害。」

不過，另一個病患就沒那麼幸運了。他曾去醫院作全身健檢，報告指數皆正常，唯獨三酸甘油脂指數高至五、六百，但他不以為意，平時也都沒發現什麼症狀，但有一天突然發生胸悶、暈厥，緊急送醫後，才發現三條冠狀動脈都已經阻塞了。

因此，要養成固定諮詢家庭醫師，明瞭自己的身體狀況，才能有效防止「看似意外，實為疏忽」的慢性疾病找上門。

這裡所提到的慢性疾病症狀，包括肥胖症、高血脂、高血壓、糖尿病等，都跟身體發炎息息相關，如果伴隨著癌症基因或突變，這些因素就會加速癌細胞的擴散，切勿掉以輕心。

■ 血糖異常

血糖就是指存在血液中的葡萄糖（Glucose），人類每天的飲食，會攝取各種糖份與醣類食物，經由消化系統後，會被轉化為葡萄糖（單糖），流入血液中，供給細胞能量，維持人體機能運作。血糖檢查標準值為七百至一千一百毫克／升（70-110 mg/dl），一旦血糖濃度失調，會造成相關病症，例如糖尿病（高血糖）。

要改善血糖濃度失調，要從飲食當中盡量避免甜食、精緻醣類。不只是糖尿病患者，癌症病患也要特別留意。

血糖過高或過低，都容易產生自由基，對身體造成不良影響。

在我的門診病歷當中，不管是癌症或是慢性病患，很少有人可以一開始就完全避開甜食或醣類，不過藉由慢慢減量、調整口味，到最後可能會有一、兩成的人，可以真正做到，他們與家屬也對自己的行動產生成就感，飲食得宜加上心情愉悅，病況都能大大改善。

像是高「升糖因子」，如精緻穀類、根類蔬菜、馬鈴薯、地瓜、山藥等，及至平時食用的五穀類（米飯、澱粉、麵食），如果病況嚴重的話，甚至連飯都要完全停掉，只單靠植物性蛋白及優質脂肪來補充能量，不讓身體產生飢餓感即可。

一般癌症病人因為面臨生死危機，產生較強烈的決心與意志，因此「拒糖成功」的比例比較高，相對的，「抗癌成功」的比例也大大提升。

在癌症病人的飲食控制上，早期可以蛋白類、脂肪和不易消化的醣類、纖維為主，如果病況比較嚴重時，就完全以蛋白類為主，不過這個蛋白來源，只允許少量的肉類，其他則以植物性的蛋白萃取物為主，一方面提供患者優質的胺基酸，另一方面能夠促進細胞的代謝率。

在蔬菜方面，像是馬鈴薯這一類要避開，適度補充種子跟堅果，以少量多餐的方式進行。

同時還要補充高劑量的益生菌，因為益生菌可以在大腸內發酵醣類，而產生短鏈脂肪酸，脂肪酸除了提供大腸細胞營養之外，還可提供粒線體的代謝，尤其對於肝臟排毒代謝有一定功效。

另外益生菌可以抑制黴菌的生長，尤其針對一些腸道疾病，可以有直接性的治療，由於用量大，每天須食用，我會建議病患或家屬可以考慮自己培養益生菌。

■ 低血糖及其影響

「鄭醫師，為什麼癌症病人不可以吃水果？」一個癌症病人充滿疑惑的問我。

「水果不是最豐富的各類天然維生素來源嗎？」另一名身為營養師的病患家屬也附和著。

在癌症病理方面，要特別留意低血糖問題，同時根據德國奧托．華寶（Dr. Otto Warburg）醫師的理論，癌細胞需要大量的葡萄糖，來供應分裂生長的需要，同時比正常細胞對葡萄糖更敏感，所以水果，甜食及高升糖食物都應避免，才能抗癌成功，這是我們最容易忽略的。

低血糖主要是因為果糖不適症，果糖主要來自於水果的甜份，有些果糖不適症的病人，身體會抑制代謝機轉，無法正常轉化醣類、蛋白與脂肪，造成身體的葡萄糖（Glucose）不足，這時候就會發生低血糖現象。

所以這就是為什麼，癌症病人要避免吃高果糖或高葡萄糖的食物，來減少低血糖的發生。

如果半夜常常發生睡眠被打斷，突然睡到一半醒過來，這也是跟低血糖有很大的關係，想要進一步改善，就是「拒糖」——停掉甜食。

不過，要一下子戒掉吃甜食的習慣，可能對大多數人而言有些為難，也會造成反彈現象，因為肝的機能通常需要數週來修補，所以這時候血糖不足的話，會造成不舒服的症狀，如果還是有想吃東西的慾望，我們可以改變種類，在睡前選擇吃一些堅果類或種子類的食物，來減少低血糖現象，如果還是發生睡眠驚醒的話，再適度的補充堅果、種子，循序漸進地，就能完全改善。

在門診上經常碰到一些慢性病患者，受到肥胖、血糖高、血脂肪高的問題所苦，其實主要因素，還是出在水果的果糖，告訴他們盡可能少吃水果或選吃纖維多的水果，像是葡萄柚這一類的水果就可以嘗試，對於減少血糖的波動有所幫助。

在代謝機轉上，果糖跟三酸甘油脂的形成有很大的關係，尤其血液中三酸甘油脂高的人，更需要注意和控制。

所以，癌症病友，請先戒掉水果、甜食！

根據研究報導顯示，攝取水果會刺激胰臟分泌更多的胰島素，同時刺激脂肪細胞分泌瘦體素，兩者都會對身體造成不良影響，如果是癌症病人，那就會刺激癌細胞擴散與生長，讓病情更加難以控制。

所以我才不斷告誡病患，在水果選擇上要非常謹慎，不然就直接戒掉。

研究結果更提到，在胰臟癌方面，食用果糖，會刺激胰臟細胞異常的代謝，因為它會轉換成更多的核酸和 DNA，造成癌細胞更迅速的分裂、增生，直至無法控制的數量，加劇治療的困難。

■ 吃糖也會讓人笨？

此外，當人們服食用高糖食物，會造成胰島素上升，導致血中的血糖迅速下降，此時就造成腦部細胞的血糖不足，進而容易產生腦部症狀，比如說：思考變得緩慢、無法集中思考、暈眩現象、視力降低、發生耳鳴，同時也會讓人覺得疲倦、昏昏欲睡，情況嚴重的話還會發生手部抖動、心悸等。

除此之外，高糖食物的攝取，會讓人產生上癮現象，也就是說，吃了高糖食物以後，人的腦部覺得不舒服，而開始出現了一些症狀，但是再繼續吃了之後，因為提高劑量的「補進關係」，就會覺得很舒服，但是隨之而來的舒服感很快就會消失，類似這樣一個成癮現象，就會加重糖量的攝取，也會使症狀越來越嚴重。

以前你可以說你不懂，但現在起你應該要明白。

我們知道癌症的形成需要漫長的時間，可是當我們年紀越來越大的時候，加上生活上的毒素、黑心產品無所不在，無法保證身體裡面的癌細胞因子，是否已經正在蠢蠢欲動？

但是我們可以做出有利身體的對策，減少對甜食、水果、醣類的攝取與食用，避免上癮現象，降低健康的直接危害。

■ 發炎與治療

發炎在醫學上面來講，就是發紅、產生熱度、腫、痛等症狀，比如說染患H1N1、H7N9，會造成發燒和疼痛；另外像身體發癢，是一種皮膚的慢性發炎，可能是接觸到細菌、黴菌。

還有因意外撞擊、受傷、長期壓力、緊張，或是過度勞累，甚至電磁波都會造成自由基增加，產生身體的發炎反應。

鄭醫師相談室

葡萄糖（Glucose），又稱血糖，是最普遍、用途最廣的一種單糖。由於容易被血液吸收，作為細胞的快速能量來源，因此適合醫療、運動愛好者使用。

不過，若是吸收太多，會提高胰島素濃度，導致肥胖、糖尿病；太少，則會造成低血糖症。

胰島素是一種蛋白質激素，由胰臟內的胰島β細胞分泌。胰島素參與調節糖代謝，控制血糖平衡，可用於治療糖尿病。簡單來說，糖尿病就是由於體內胰島素不足，所衍生的病症。

在飲食方面，食物過敏原也會令身體產生發炎機轉。

我們常聽到：「癌症是一個慢性發炎的表現」，如果持續放任身體內外器官的發炎，可能就有致癌的危險。

發炎會嚴重影響癌症病人的存活率，也會影響癌症的正常癒合，像是乳癌、大腸癌、卵巢癌、肺癌、口腔癌及胰臟癌等，使得手術處理、術後療癒更加棘手；另外當發炎指數升高，會連帶增加化療的毒素，留下更多後遺症。

發炎機轉中，人體有一個因子叫 NF-Kβ，這個介質的升高與活化，會增加致癌物、自由基、病毒感染的機率，也會造成化療的抗藥性，讓癌細胞增生，加速癌症的轉移。

根據相關症狀，可以推知身體各部位是否正在發炎，像是常常肚子痛、拉肚子或腹脹，這些是腸道發炎；牙齒流血、牙齦腫脹，就是口腔發炎；其它還有鼻竇炎、扁腺發炎、中耳炎、泌尿道炎、肺炎等，都有其相對應的徵兆，應該隨時留意身體發出的警訊，並處理它，避免小病擴散。

【抗癌小辭典】

H1N1（Influenza A virus subtype H1N1），是一種 A 型流感病毒。可藉由人類或禽鳥類傳播，患者會出現發高燒、喉嚨痛、頭痛、咳嗽、腹瀉、嘔吐等症狀。

H7N9（Influenza A virus subtype H7N9），是一種甲型流感病毒。2013 年人類感染首例現於上海。症狀類同感冒，如發燒、咳嗽，後期會發展成肺炎，並伴隨心臟、肝臟、腎臟的衰竭而死亡。

此外，可在接受非線性掃描的時候，進一步得知身體的健康情況。發炎代表亂度增加，在非線性掃描時，就會看到器官的相對形態，如果發現某個器官呈現異常，可以藉由抽血，檢測發炎指數。

在治療方面，主要是從飲食來控制，尤其是甜食、葡萄糖跟果糖攝取太多，會造成身體負荷，增加身體的發炎指數。

所以要執行健康的飲食和生活，第一：降低體重、減輕壓力、提升睡眠，多微笑，保持心情愉悅；第二：輔以適度的運動，避免過度體脂肪形成；第三：均衡飲食，以植物為主，避開甜食跟水果類，補充適度的脂肪酸，如魚油、Omega-6 脂肪酸，但比例要對。

此外，可攝取辣椒類、香草類、薑黃素、亞麻仁籽、大蒜、有機杏仁等，可以抑制 NF-K β 的活性，降低癌細胞的擴散、轉移。

在醫學上，雖可使用抗發炎止痛藥，減輕發炎的機轉；不過我更建議直接從營養保健著手，像薑黃素、木瓜酵素、魚油、葡萄黎醇、酵素、洋蔥素、兒茶素，就可以有效改善發炎狀況。

鄭醫師相談室

■ 麩醯胺酸（Glutamine）的補充要小心

當癌症病患發生口腔黏膜的潰瘍或破損，醫師會適度提供麩醯胺酸（Glutamine）口服藥，作為短期的使用。因為若長期使用，麩醯胺酸本身也算是一種癌細胞的刺激因子。

在葡萄糖代謝受阻的時候，癌細胞會刺激身體的肌肉，分解生成麩醯胺酸，進到癌細胞以後，就變成癌細胞的能量。

麩醯胺酸可分成體內補充和體外補充，所以體外的補充要適度的管控，尤其當腦部癌細胞轉移的時候，除了葡萄糖以外，麩醯胺酸也是一種癌細胞的營養來源；若非必要，或是癌症病人無法控制的時候，才可適度使用，並且要趕緊補充其他的成分，把麩醯胺酸完全消耗掉，所以在癌症患者長期的追蹤治療過程，麩醯胺酸的補充一定要適度嚴密的管控。

5-5

血管增生因子

血管增生是導致癌症轉移的主要原因，會促進血管增生，通常會有兩種情況，第一是缺氧，第二個是含有刺激血管增生的因子，如先前提到的發炎症狀，會影響纖維蛋白原，就會刺激血管增生因子。

因此為什麼有些運動員，得到癌症後還是大量運動，或是癌症病人持續運動，因為唯有時間較長的運動，比如說不斷走路、爬山，才能讓血流到末端，而避免末端組織造成缺氧現象，達到抑制血管增生的功用。

所以為什麼有人會提到：「抗癌就要多運動！」

可是也要特別留意到：「不正常的運動或是過度運動，會產生更多的自由基。」像短跑和激烈運動，或持續的馬拉松都會造成反效果。

所以建議在輕度和緩的運動下，調整身心狀態即可，並且適當攝取天然食物來對抗氧化，把血中的自由基消除。

正確的運動習慣，加上飲食調控，如此一來，就能運用最基本的抗癌方法，讓身體獲得健康。

■ 血管酸化

一個癌症病人，經檢查若發現血液為酸性的話，可能就是粒線體的代謝異常。

德國奧托．華寶 (Dr. Otto Warburg) 醫師研究發現，癌細胞無法被代謝，主要是由於葡萄糖代謝異常，就是說當癌細胞進行無氧呼吸時，細胞本身其實是有氧氣的，只是葡萄糖無法進到細胞內的粒線體進行代謝作用，而造成的血液變酸、血管酸化，連帶使得製造 ATP 的數值失常。

所以當血液呈現酸性的話，就是粒線體的代謝出了毛病，此時可以補充蘇打或碳酸氫鈉，稍作改善，但是還沒辦法真正解決，最終仍須把粒線體的機能修復，才能恢復正常代謝機制。

■ 血中含銅量影響癌細胞

血管增生，其實跟血中的銅含量有很大的關係，因為銅會刺激內皮細胞的增生和轉移，所以有幾個因子會刺激銅的形成和活絡，要特別避免，第一是缺氧誘發因子HIF（Hypoxia-inducible factors, HIFs）；第二是血管內皮生長因子VEGF（Vascular endothelial growth factor ,VEGF）；第三是纖維成細胞生長因子FGF（Fibroblast growth factors,FGFs）；第四個是癌症壞死因子α-TNF-α（Tumor necrosis factor alpha ,TNF α）；第五個是細胞素IL1（interleukin 1），這些都會影響血管增生。

根據研究分析，當癌細胞活化時，血中的銅含量就會升高，而銅離子的高低，也跟癌症腫瘤、嚴重度、存活率有很大的關係，若能將銅好好控制，才能穩定病情。

在日常生活中也要注意銅的接觸，包括通過銅鉛管的飲用水，若是未加以過濾，裡頭的銅離子可能會過高；以及用銅盤來做廚具或盛放食物；利用銅作為殺菌的游泳池；最後是藥品，像是荷爾蒙補充療法、乳癌荷爾蒙治療的泰莫西芬（tamoxifen）、胃藥（tagamet）、癲癇用藥（carbamazepine、valproic acid）等。

此外，補充維他命時，銅含量不可過高。銅升高會影響情緒起伏，容易固執和激動。

素食者也要注意飲食，素食中的蛋白偏向高銅及低鋅，長期服用會抑制甲狀腺及肝功能，因此可知鋅不足或是鎘中毒也會影響銅離子。相關食材，像是各種形式的肝、芝麻、藍藻、黃豆粉、香菇、龍蝦、可可等，裡頭的銅成分都相當高，盡量減少份量。

可以使用排銅方法，降低身體與血液中的銅含量，除了減少含銅量高的食物，可以補充鋅（每日約五十毫克）、錳、鐵（適量）、綠藻（每日約四百至八百毫克）、維他命C（每日需一到三克），以及適量的微量元素「鉬」（每日約〇．一二到〇．二四毫克）等，並藉由適度運動，使肌肉產生乳酸，進而減低銅的吸收。

【抗癌小辭典】

人體每一公斤的體重含有鉬（Molybdenum）約0.07毫克，大多存在於肝臟、腎臟、椎骨當中，同時也存在牙齒琺瑯質。日常食物裡，鉬含量較高的有：豬肉、羊肉、牛肝、青豆、雞蛋、葵花籽、小麥粉、扁豆、黃瓜和穀物等。

人體內鉬濃度不足，會導致亞硫酸氧化酶的缺失，容易發生食品中亞硫酸鹽的毒性反應，也大大提高食道癌發病率。

- 預防篇 -

Chapter 6

第五道防線

精神壓力

6-1

精神壓力

負面情緒的傷害，是導致慢性病及癌症加劇的重要因素。

因此如何遠離負面思考，提升精神層次，就是抗癌過程中最需要的正面能量。

當你在漲潮時分，站在海邊觀浪，當海浪兇猛地一直拍打上岸，你會感到恐懼，充滿被滅頂的壓力；如果你站在山上遠望，那麼整個浪頭變得如此微小，心中不再驚怕，反而有種意境的昇華，感到平靜喜悅。

這就是精神壓力的轉變，當我們把胸襟和眼光看遠，過去的爭執與難關將不重要，唯有轉換壓力、敞開心扉，就不會成為情緒的奴隸。

■敞開內心的憂鬱窗口

在臨床接觸癌症病患時，可以先從患者的家族病史進行諮詢，由病人本身或家屬的談話中深入了解，再去推敲病人目前的精神狀態，是屬於憤怒、恐懼、焦慮還是固執；進一步探討這樣的情緒表現，是因為哪些事情所造成。

但是由於病人長期的自衛機制，並不會輕易吐露內心話，如果真的遇到困難，還是可以透過儀器或是催眠的幫助。

一旦能夠找到情緒的根源，就有較大的機會可以協助病患敞開內心陰暗的窗口。

關於透過儀器輔助，以下試著介紹幾種情緒檢測的方式：

1. 量子醫學能量檢測

它可以真正測得病人潛意識的想法，像是自信心不足，或是長期憤怒不滿，都可以藉由量子醫學能量檢測找出原因，再透過對話、討論的方式，讓病人慢慢理解情緒的創傷，從中得到抒發。

2. 3D非線性立體掃描

由俄羅斯聯邦所製的「3D非線性立體掃描」，它可以偵測病人內心的變化，不過僅止於較初淺的層面，像是焦慮不安、恐懼或敏感，雖然可以了解病人目前的情緒壓力，但是無法針對內在層面做出評估，所以可以與「量子醫學能量檢測」相互輔助。

3. 七輪能量檢測儀

德國製造的「七輪能量檢測儀」，這個儀器裡面包含了二、三十種情緒，透過每一種類的測量，能檢測出病人七輪上的變化，哪一種情緒的強弱比較，也都可以一目瞭然，進而用能量療法來改善病人的情緒。

4. 前額檢測

前額檢測，是由德國醫師彼得・曼德爾（Dr. Peter Mandel）所發明，前額檢測就是從我們眉毛連線中點至頭頂中央，兩點作一連線，取二分之一處為中心，然後在病人的左側，以一公分為半徑畫一個圓，切分成〇至十二個點，由一點鐘的點至十一點鐘的點，代表由腰椎至頸椎的部份，時間則由兩歲至二十二歲。

當找到相對位置後，這時可以用小小的按摩棒輕壓，由最痛的點可以得到痛苦時間和疼痛位置。

每個時間點，在臨床上可以當作檢測或治療用，當我在治療情緒異常的病人時，可由這個點進行燈光或是遠紅外線照射，進而讓病人的情緒慢慢緩和下來。

5. 催眠

最後一種是催眠，通常我會轉介到熟悉催眠的精神科醫生，有時候在透過催眠的過程中，會發現意想不到的問題，比如說病人他為什麼發病，可能對童年時期感到挫折、壓力或是不滿；或者是因為覺得不被關注，要讓父母注意到自己，就會藉由情緒來傳達他的訊息。

臨床在問診的時候，病人通常都會回答自己沒有什麼異狀，但事實上在催眠時，病人就會講出自己內心的想法，我再從中找出他在精神上遭遇的痛苦點，並尋求化解方法。

■心理開導、花精與光療

當我找出病人的癥結以後，主要透過談話、領悟來進行精神輔導，當病人情緒安靜下來以後，就可以接受並回應問題。

然後再根據病人問題所在，例如：父母關係、兄妹關係，或是童年、成人時的問題、自尊心、求學、就業、焦慮等等，再搭配適合的花精做治療。

目前我所使用的是北美花精協會所製造的花精，其種類超過一百種以上，對於各種情緒治療非常有助益。

1. 花精

透過花精的使用，可以讓病人的情緒慢慢舒緩，我希望能藉此幫助病人化解童年的痛苦，並移轉目前生活上的種種壓力，待情緒穩定後，便能提升病人的自信心，協助找出他的人生及工作方向，讓他明白希望與關愛無所不在，陪伴他走出生命裡的過渡期。

其實花精可以紓解很多能量，甚至我自己在診所看病，碰上壓力或緊張的時刻，適量的花精，能幫助我減少使用藥物的機會，讓情緒緩和，恢復從容。工作職場上充滿競爭關係，無形中會讓身體能量大量耗損，也會提升情緒的負荷，因此若能適當運用花精療法，可以釋放壓力，擺脫情緒的幽谷。

2. 冥想

另外可以學習冥想，找一個安靜的空間，首先要慢慢的呼吸，將呼吸的頻率減慢以後，想像能為你帶來心情愉悅及放鬆的畫面，比如說大自然的影像，或是一個智者帶引的和諧畫面。

透過這些影像慢慢進入冥想中，約五分鐘感到氣息穩定之後，我會再引領病人投入一個讓人感到緊張或憤怒的場合，也許是做錯什麼或說錯什麼話，這個畫面一樣維持一至二分鐘。

透過冥想的過程，利用好的影像覆蓋不好的，然後再慢慢的抵消它，這個動作每天練習，這樣可以消滅負面情緒，並降低創傷記憶的影響力。

當我們受到情緒壓力的刺激時，杏仁核（Amygdala）會將接收到的信息，傳到腦部的下視丘，再進到海馬迴（Hippocampus），控制我們腎上腺素（即類固醇）的分泌，以適應環境變化，但是當長期處於亢奮情形，造成腎上腺素不正常分泌，就會導致精神疲勞。

因為海馬迴過度刺激下，自由基就會提升，造成海馬迴的傷害和破壞，同時使得認知、記憶力的衰退，反映在學業或工作上，就會發生表現失常現象。

思考能力大大降低，同時神經的傳導無法傳至大腦皮質，使人無法控制壓力反應，造成過度情緒化，自己痛苦，也造成周遭親朋好友連帶受苦。

所以我們在處理上，可以透過冥想，讓好情緒消解不良情緒，慢慢改變運作機轉，讓血液順利進到大腦皮質，修護海馬迴功能。

3. 光療

光療法有幾種方式，第一種是透過前額檢測中心點，藉由適度的光（紅外線、紫外線）打入中心點，可使病人情緒緩和。

第二種是針對疾病所在的點，比如說七輪中的脾輪，代表腸胃問題，當病人情緒無法抒壓時，可以利用橙色光照射肚臍下方；如果病人常感胸悶和氣不足，可能是心輪方面的問題，藉由綠色光照射在乳房連線的中間，可以改善症狀。

光線治療主要是讓七輪脈動能夠恢復正常，可以搭配合適的音樂，深入心理層次。

「鄭醫師，那音樂要如何選擇呢？可選用流行樂嗎？」

可在還沒有放音樂時，先幫病人做一次能量檢測，或是肌力測試；之後再放音樂，讓病人聆聽幾分鐘之後再做測試，如果病人肌肉加強，表示音樂是正面的聲音，對他有幫助，相對的若是肌肉力量減弱，表示這是負面的聲音，此時就必須轉換音樂。

利用這樣的運作，可以找出對病人適合的音樂，提升療效。

此外，建議病人多出去走走，廣交益友，讓生命眼界開闊，自然心情就能愉快，學習自己釋放壓力源，強韌生命能量，就能抵禦病魔的侵擾。

鄭醫師相談室

光治療

德國光治療大師彼得．曼德爾 (Peter Mandel) 醫師，利用各種光線照入穴道後，治療各種慢性病、情緒異常、癌症所引發的精神及疼痛問題。

他以人類的視丘為主，由身體感官感受痛覺，會在視丘進行交換處理，進到大腦皮質及各區域，若是這些區域發生異常，便造成不良的神經反應，導致無法紓解情緒症狀。

如果痛苦記憶持續出現，就會形成過度反應，變成慢性疼痛。

此時，將良好的波接收在頭頂，或經由合適穴道，從眼睛視網膜，透過系統神經傳到視丘，形成共振的和諧，就能改變系統失調，並將情緒扭轉過來。

透過門診光和音樂合併治療，便能調整小孩及大人情緒異常的問題，例如不停的打嗝、幻聽、幻覺等，等病人情緒慢慢穩定下來，甚至不需要服用抗精神的藥物，就能恢復健康。

臨床病歷中，曾有灰心的家長噙著眼淚進來門診室，希望我能幫她處理痼疾，經過幾次治療，已經可以不再借重藥物，恢復良好精神狀態。

6-2

情緒處理

「有時候，壓力來源不是過去的傷害，而是每天持續發生的狀態。」

■ 釋放壓抑

有一位乳癌病人長期吃素，她的許多兄弟姐妹常常無形中給她壓力，限制她什麼能做、什麼不能做，所以每一件事情，每每她自己決定後，兄弟姊妹還會加以干涉，甚至對她頤指氣使，文靜的她總是一再壓抑情緒，極力討好每個人，內心的她其實過得並不快樂。

她本身也是一位母親，對先生孩子盡責照顧，也把家務事打理得十分周全，前來門診諮詢的時候，眼淚一直掉，她娓娓對我吐露了許多不安，談著她身體哪裡不對勁，卻說著她自己哪裡還做得不夠、做得不好。

在診斷過程中，我發現了她過度吹毛求疵的態度，才讓她不快樂。如果長時間處於過度壓抑，加上無形中受限太多，會造成身心失衡，甚至喪失自信心，產生自暴自棄的念頭。

加上患者吃素，會造成缺乏胺基酸、動物性油脂（維他命A）的攝取，導致免疫系統下降，已有了飲食失衡、營養失調的現象。

身為人婦或人夫以後，當家庭和小孩成為一種責任，遇到壓力和屈辱，往往會變得消極與負面，如果無法化解壓力，持續失去身體能量，就會造成肝膽的解毒功能失調，最後導致癌細胞的生成。

這位病歷就是因為處於壓力源，又缺乏正向信念與營養均衡，才激生乳癌病變。因此，在癌症及慢性病治療上，我建議輔助精神調養的方式。

走入圓寂的聖嚴法師，過去雖然曾罹患癌症，但是卻能充滿能量，依然帶給人們希望的光芒。這份光芒使得疾病變得毫無所懼、毫無可怕。因為相信生命終能戰勝肉體的考驗。

當心中懷有一份宗教信仰，可以協助人們渡過生命關口，勇敢迎向未來的曙光。

藉由信仰，可以讓患者減輕病痛，甚至開啟身體的自癒力，提升免疫力。

消弭情緒上種種影響癌細胞的源頭，例如頑固、求好心切、害怕心理、憤怒急躁，從精神枷鎖中，將自己解救出來。

唯有以正向的心態來面對癌症和治療，養成每天固定運動、正常睡眠，平日學習祈禱冥想，讓自己達到放鬆狀態，加上營養均衡和避免毒物，在大自然下靜坐靜觀，找回一個和諧的身心靈。

■自殘的心理

「傷害自己，為了讓你注意我？」

在我接觸慢性病中，有幾個女孩子患有嚴重的病，包含前面所提的粒線體病變，或是相關癌症等，究其原因，經常發現很多問題的開端，都來自於家庭的相處關係，就是童年的挫折或壓力，使得她們有了自殘的心理。

因為這些病人在治療過程中較難控制，最後透過催眠，才知道她們內心有深沉的痛楚，可能是姊妹或母女間的問題，因為小時候的不滿與內在壓力沒辦法解開，加上長大後的外在壓力（包含精神壓力與環境毒素）無法負荷，使得身體與心理上同步發病。

就好像處理毒素一樣，毒素過多，滿溢出來就產生症狀。

在發病以後，若是病患不滿意父母給她的指示或引導，就會變得暴躁和發怒，在處理的過程，病人自己也提到，她其實有時候是故意造成父母的壓力和緊張，也就是說，她的目的是要讓父母因此關心她、屈服於她。

當慢慢了解其中癥結以後，我就針對這方面的心結做出處理和討論。並且透過花精來舒緩病人的情緒，像北美有一些花精，可以紓解幼年期的心理挫折，使病人化解傷懷，走出困境。

另外可以安排病人多多參與公益性或團隊活動，藉由活動中，打開自己微小的窗口，找到視野的轉變，令病人看見更多真正需要被關注的人，自己也有力量去幫助他人。

■交感、副交感神經系統的平衡

「交感神經系統」的詞意代表：競爭、戰鬥，也是壓力跟緊張的意思；「副交感神經系統」代表：休息、放鬆和復原，唯有兩者維持平衡，身體才會健康。

白日因為需要學習與工作，所以會以交感神經系統為主，發揮戰鬥精神與積極態度；晚上則是放鬆與睡眠時間，這時候就以副交感神經系統為主，讓白天過度操勞的神經以及器官，能夠得到充分的休息。

若是長期失眠、作息顛倒、充滿壓力，就會把交感和副交感神經系統的平衡給打斷。

剛開始出現異常時，身體會犧牲副交感神經系統，主要是為了是獲得生活和競爭，不過當副交感慢慢降低以後，相對的，交感神經系統的亢奮性就會出現。

反映在生理上的疾病，會出現血壓高、頭痛、痠痛等各種症狀，加上其他重金屬、毒素的侵害，假以時日，就會產生癌細胞病變。

藉由發高燒的病人，可以看出其交感神經的過度表現，告訴一個發高燒但有意識的小孩，待會需要打針，使他內心產生焦慮、緊張、害怕，導致交感神經過度刺激，即使事後讓他服用大劑量的退燒藥，四個小時也無法使其退燒。

但如果不要提打針的事，讓小孩回家休息，告訴他多喝水就可以退燒，降低病人負面的幻想，提升自身免疫力，燒很快就能退下。

唯有盡量放鬆，過右腦生活才能夠自救，防癌抗癌也是立基於此。

當身體發生失衡現象，建議讓自己回復正常作息與睡眠，放鬆身心，並施做腹式呼吸。並且利用「HRV 心率變異監測」，時時監督交感和副交感神經系統是否異變。

鄭醫師相談室

「HRV心率變異監測」主要是透過心電圖的轉換，測量心電圖裡面一個R，並加以計算、統計。如果「RR」的間距已漸漸消失，也表示副交感的作用已經喪失，就會出現慢性病的癥狀。

鈉離子增加可以抑制副交感神經系統的作用，而鉀離子可以提升副交感的作用，所以第一個步驟就是減少鹽份的攝取，然後增加鉀的攝取。

此外，鎂離子可以抑制交感神經系統亢進，鈣離子可提升交感神經系統活性，所以營養調配上，可攝取足夠的鎂，但是由於鎂不容易進入細胞內，所以需要透過營養補充，藉著診所的協助，以注射的方式補充細胞內的鎂離子，讓交感及副交感能夠達到平衡。

其它，還可透過藝術性方式平衡兩者，像是繪畫、雕塑、音樂，感受藝術的美，達到治療效果。

其中音樂是最直接的，在瑞士的療養醫院（Paracelsas Klinik），他們在檢測病人HRV的時候，會放各種音樂給病人聽，看哪一種旋律最適合病人，就把那段音樂擷取下來，作為治療之用。

在臨床上，可以利用這種方式來改善身體，除了到醫院進行治療，也可以在家裡施行，如果某一段音樂讓你充滿感動，代表這段旋律能讓人進入放鬆狀態，便可以達到治療效果。

「交感、副交感神經系統」作用參照表

交感	副交感
攻擊	恢復
清醒	睡眠
壓力	放鬆
酸性	鹼性
膠狀	溶膠流動性
頑固	適應
結疤化	發炎化
退化	癒合
異化代謝	同化增加
動情素	黃體素
滲透性	壓迫性 - 良性
黴菌	細菌
心靈體	身體
沈澱	排出

鄭醫師相談室

■ 藥品對疾病的影響

第二型糖尿病的高血糖現象，會造成一氧化氮的釋放，一氧化氮會破壞胰臟細胞，導致相關功能衰退，同時影響粒線體的氧化磷酸化作用。

降血脂用藥，或長期服用「β 接受體抑制劑」，除了增加一氧化氮外，同時會降低 Q10 的形成，並影響心肌功能。

長期使用「冠狀動脈擴張劑」，像是硝酸、心絞痛藥物，會增加一氧化氮的形成。

如果長期使用止痛藥，像是阿斯匹靈及氫離子阻斷劑，會抑制 B_{12} 的吸收及影響粒線體功能，就像三酸甘油脂藥（fibrate）也會對粒線體傷害。

用於治療勃起的藥物：威爾剛，也會增加一氧化氮的形成，抗心律不整的藥（Amiodaron）則會刺激乳酸的增加，造成粒線體功能失調。

血管收縮素反轉脢抑制劑（ACEI）用於降血壓的用藥，會增加一氧化氮形成，降血糖用藥（metformin）則是會造成乳酸中毒和粒線體失調，也會影響到B群的吸收。

精氨酸可以形成一氧化氮和瓜胺酸，在保健使用方面，要特別注意冠狀動脈疾病的病人不能使用，因為會有危險；抗發炎止痛藥（NSAID），它會影響腸道黏膜的功能，抑制 B_{12} 及葉酸的吸收，避免長期使用。

影響粒線體功能的藥品

巴比妥	Amytal	Nembutal	Seconal	Phenobarbital
神經用藥	Chlorpromazine	Fluphenazine	Haloperidol	Rispiridone
化療	Dixorubicin	Mitomycin C		
局部麻藥	Lidocaine	Bupivcaine		
糖尿病用藥	Metformin	Phenformin	Troglitazine	Rosigiltazine
	Pioglitazone			
抗發炎用藥 NSAID	Diclofenac	Indomethacin	Naproxen	Finipofen
	Salicylic acid	Ibuprofen	Acetaminophen	
麻醉藥	Halothane	Propofol		
殺蟲劑	Dinitrophenol	Pentachlorphenol	Rotenoid	
鈣離子拮抗劑	Flunirazine	Cinnarizine		
抗生素	Tetracycline	Actimycin	Aminoglycoside	
三環抗憂鬱藥	Fluoxetine	Amitriptyline	Amoxapan	Citalopram
Fibrate 類降血脂	Ciprofibrate	Clofibrate		
心絞痛藥	Amidarone	Perhexeline	β -blocker	
抗病毒藥	Zidovudine	Stavudine	Didanosine	Zalcitabine
	Lamivudine	Abacavir	Interferon	
結核用藥	Isoniazid			
類固醇	Estrogen	Cortisol	Progesterone	Testtosterone
抗癲癇	Phenytoin	Valproate		
Statin 降血脂	Atrovastin	Fluvastin	Lovastin	Pitavastin
	Pravastin	Rosuvastin	Simvastatin	
鎮靜藥	Diazepam	Aprazolam		

註：讀者在使用類似的藥品時，可對照查詢。

■ 食品添加物

許多人遇到壓力，就會藉著享受美食來放鬆身心，可是卻往往忽略了食品當中的不當添加物，卻反過來影響健康。

食品添加物在臨床上有很多種，以下列出幾種較常見的食品添加物：

1. 防腐劑

像是含有亞硫酸鹽及苯甲酸，會引起氣喘及過敏反應。

2. 味素

主要會讓人感到頭痛、想吐、持續二至三個小時會有發熱感覺。

3. 代糖

像阿斯巴甜，糖精這一類，可分解成甲醛及其他

食品添加物對照表

防腐劑	亞硫酸鹽、苯甲酸
矯味劑	味素
代糖	阿斯巴甜、糖精
乳化安定劑	藻酸鹽、洋菜、刺槐豆膠
酸化劑	有機磷酸
光滑劑	鋁
殺蟲劑	Methomyl、納乃得
著色劑	偶氮染料、各類色素

有害產物，含於各種飲料當中，都有致癌及併發腦瘤的危險，所以食用前一定要留意。

4.乳化劑或膠化劑

類似於膠狀的東西，如藻酸鹽、洋菜類及刺槐（豆）膠，主要會引起過敏反應，或是潰瘍性腸炎，對腸胃等消化道傷害極大。

5.酸化劑

酸化劑主要添加在可樂裡面，會抑制鈣離子的吸收，影響骨質密度。

6.蛋糕的光滑處理

鬆軟的蛋糕添加鋁，可達到蓬鬆效果，或是用鋁製的鍋具烹煮食物，像外頭的小吃店經常使用此類器具，鋁可能在腦部沉積，造成阿茲海默症。

7.殺蟲劑

防止各種水果被蠅蟲叮咬，維持美觀與賣相，進入人體後，會引發癌、神經毒害和基因病變。

8.偶氮染料和黃色色素

像是布丁、薯片、水果膠這一些都有添加人工化學色素，造成孩童過動或注意力低下等併發症。

- 養護篇 -

Chapter 7

如何面對癌症，追蹤癌症？

7-1

第一步是了解自己

身體的能量架構

談到能量治療，我們就必須了解人體基本能量架構，人體的組成主要分四個層次：

第一個是物質（Physical），包含基本的物質、營養。

第二個是能量（Etheric），主要遵守七輪的脈動，如果異常通常可以透過**色彩**來治療。

第三個是心智（Astral），由心智的活動形成，通常可以用**聲音和音樂**來治療，如果一個人只講求物質，則心智就無法成長，若是正向思考、自我肯定就能提升能量改善心智，如果都是負面思考、自貶，當然心智能量就會下降受損。

第四個是自我（Egoic），認知自己的獨特與價值，是一個負責任和自尊的態度，能夠提升人類社會的價值及福祉。

在癌症治療上，我認為自我認知最為重要。台灣區天主教的主教——單國璽，因為肺癌被醫生宣布只剩兩個月的生命，但是他發揮能量去幫助別人，每天做各種善事，即使藥效影響生活機能、大小便失控，貴為主教，他卻是如此的謙卑，就是希望用他有限的生命力量幫助別人，這就是一種讓能量提昇的自我表達。

第二重要的是心智，每天正向思考，就能排除能量阻礙。從自我到心智實施治療，輔助音樂和色彩的療法，才會慢慢改善能量。

最後談到物質，活動力和表達方式大部分都會受遺傳影響，如果家族裡有某些慢性病，就應該在受孕前加以治療調整。

人體七輪說法

另有一派說法是「七輪」，人體有七個重要的地方，分別掌握不同的身體健康狀況。

在身體最下面的叫「根輪」，呈現紅色，與人的生存有關；倒數第二個是骶骨輪，呈現橙色，掌管創造力，下腹部疾病和它有關；第三個是太陽輪，它呈現黃色，跟肝膽及上消化道有關係；第四個是心輪，是綠色的，主要與心血管有關係，比如說肺部疾病、癌症；第五個喉輪即藍色，異常會發生甲狀腺及口腔疾病；第六個為眉心輪，與荷爾蒙、靈感、想像、創造力息息相關；最上面為第七輪，主要的功用是整合心靈。（當七輪有異樣時，身體出現的相關疾病，詳參附表）

相較於表現身體狀況的七輪，情緒上的異常更需要加以化解。透過量子醫學能量檢測，可以找出病人情緒異常的位置，加以治療。透過說明心理問題，與病人討論問題的癥結，再配合光線接觸於異常的位置，局部照射，配合飲食的顏色，可提升病人能量，循序漸進協助病人脫離痛苦，遠離疾病。

紐約有一位醫師，他利用德國 AMS 系統所提供的全能量光譜儀，那台機器是一個小型可攜帶的光線製造儀，每天帶在身上一至二個小時，如果放在有疾病的輪脈（chakra）上再配合能量水，達到不錯的治療效果。

七輪圖表

七輪	Root chakra 根輪	Sacrl chakra 骶骨	solar chakra 太陽輪	heart chakra 心輪	throat chakra 喉輪	brown chakra 眉心輪	crown chakra 頭輪
位置	尾椎	肚臍下	肚臍上	胸腔中心	喉頭	兩眉毛中心	頭頂
顏色	紅	橙	黃	綠	藍	靛	紫
功能	能量、生存、直覺	創造、玩興	自由意志、清晰思路	協調、平衡、愛、誠實	語言、聲音、溝通	心智、想像、靈感	靈與體的整合
器官	性器官、睪丸、卵巢	脾、膀胱、胰臟、腸道	消化道、胃、肝、腎上腺	循環系統、聽力、胸腺、心肺問題	甲狀腺、鼻、肺、喉嚨	松果腺、第三眼	腦下垂體，大腦，心靈
心理	接受自我、生氣、挫折	強迫行為、禁制、自疑、拖延症、焦慮、低自尊、性慾低	心智疲勞、記憶、興致、直覺、腸道感覺	平衡男女特徵、平衡身心、放眼未來、忘記過去、由害怕及焦慮中走出	壓力、睡眠、過動、語言表達、缺乏耐心、工作問題	害怕、夢魘、焦慮、荷爾蒙、聽的問題、內在對話	身體、創造力、意志力、情緒、天才、智力、靈感
食物	蛋白、根類、甜菜根、小紅蘿蔔、草莓、蕃茄、胡椒	柳丁、杏仁、桃子、蘿蔔、柑桔	檸檬、蛋、橄欖油、黃椒、葡萄柚	酪梨、花椰菜、小黃瓜、綠豆	藍莓、李、魚、蘆筍	茄子、藍紫色蔬菜、花椰菜、葡萄	茄子、李、芥藍、花椰菜、葡萄
意義	生存	感覺	思考	愛	表達	看	我的意義

7-2

微型信差——生物光子

細胞與細胞之間要傳達訊息的時候，需要一位信差，就是「生物光子」。當訊息產生，生物光子會把訊息轉為電磁波，無論距離長短，都可以傳送到接收的細胞上。

德國科學家弗里茨．艾伯特（Fritz-Albert）曾經用實驗證明，兩個吞噬細胞在玻璃試管上分開，生物光子會產生電磁波互相聯絡，當波接近的時候，細胞會互相辨識並產生吸引力，訊息因此被傳達出去。

當細胞產生分裂，分裂的情形也是透過生物分子的控制，德國的教授 Gunter Rothe，也提到訊息的傳遞可以管控生命的過程，在傳遞訊息的時候，細胞可以進行非常多的反應，複雜的程度超過我們想像。

有這樣的概念，可以知道「生物光子」是可以控制細胞的再生治療，還有疾病預防，所以利用生物光子，我們可以進行疾病治療。

生物光子與訊息

「聽說光線很神奇，多照一照病就會好？」

是的，這也是有它的原理在。

我們知道生物的細胞，像是粒線體DNA，它們都能夠接收微量的電磁波，不但能接收還可以釋放，所以細胞間彼此有互相傳遞，當細胞核中的電子接收光以後，位子會移動，才又恢復原狀，在光子移動進出的過程中，能量會提昇又釋放。

生物光子的介紹，像我們打開電視可以看到影像和聽到聲音，也就是說人身上的訊息可以透過一些媒介顯現出來，就知道細胞的變化。在細胞死亡的時候，就會把細胞上所有的訊息傳到另一個細胞去。所以身體的細胞本身也是相通的，就是為什麼掃描頭部細胞時，卻可以看到身體其他部位的變化，就是因為生物訊息的理論。這些在未來醫學上是很重要的角色。

光子除了擁有能量和波以外，其實也夾帶著訊息，這個訊息就是有時聽專家學者在說的量子力學或是非線性掃描。

當細胞大亂，能量無法發揮的時候，就需要透過好的生物光子，帶著一個好的波，讓細胞接受光子的好能量，讓細胞代謝恢復正常。尤其當我們能夠靜下來，好好的呼吸和放鬆，這時候一個生物光子的輸送，會對我們有幫助。

在一九七七年，一個生物學家叫伊里亞．普高金（Ilya Prigogine）指出，人身上每個器官的細胞都有能量，當人在老化的時候，其實分子並沒有老化，主要是一些能量的變化，隨著老化和疾病，能量會漸漸的衰退，當衰退到一個程度的時候，就漸漸的死亡了。所以維持能量的強度很重要，這是在能量醫學上所倡導的。根據科學家海馬(B. Heim)的理論，及後來德國科學家沃爾夫岡．路德維希 (Wolfgang Ludwig) 也提到，能量掌控物質，生命的目標在於掌握能量。所以訂好目標，透過能量來改變物質的變化，也就可以預防疾病，這也是能量治療上一個基礎。

當時海馬也提到另外一個理論——宇宙的十二度空間。物質的空間是一至六度，包含長度、高度、深度、時間、結構變化，從七到十二度是非物質的領域。簡單來講，就是非物質領域凌駕到物質上面，心智決定物質，心理掌控身體的變化，因此在未來醫學方面，是以心理醫學為主，以心智概念為主，才能幫助病人。

如果看過非線性掃描由細胞所載入的圖，可以在交感神經系統亢進的階段，看到兩條線呈現一個交叉，當能量衰退很差的時候，兩條線差距就會越來越大，這就是典型的癌細胞。由此可證，在治療癌症上，輸入補充能量是很重要的步驟。

註：可參照附錄「非線性掃描的理論」、「組織分析圖」。

利用生物光子來治病

「如何利用生物光子理念來治療疾病呢？」

當需要透過各種能量治療，尤其是透過聲光來治療的時候，必須要有一個信念——凡事正面思考、保持清淨心，透過呼吸和冥想，放鬆心靈，降低干擾，讓腦部散發安靜的波，這樣能量才進得了身體。

如果可以，最好早起曬曬清晨的太陽，透過靜坐呼吸（若是來點輕柔音樂更好），讓身體吸收好的氣場和陽光，可以促進細胞再生。

如果無法常常接觸自然陽光，那就要好好選擇燈具。好的燈其實對身體建康是有用的，因為它帶著和諧的波，對能量增強是有幫助。

如果是醫學上專業的方式，則可以透過儀器，（量子醫學的檢測儀或是非線性掃描檢測儀）消去身上重金屬、不良能量（波）或是化學毒素，另外輸入正常的能量改善健康，若經費允許，甚至可以買機器把好能量灌到水中，做成能量水來喝，這都是不錯的方式。

我在治療流行性感冒病人的時候，會運用雷射光照射著病人穴道，理想的話，半天至一天後病人就能退燒，雖然因為成本問題，這個方法目前只能治療狀況比較嚴重的病人，但是以長期來看，這是值得推廣的方式。

7-3

你該知道的癌症檢測

癌症的特性

二〇〇〇至二〇一一年，有學者專家為癌細胞歸納出幾點特點：

一、癌細胞能夠刺激生長。

二、癌細胞很難被抑制。

三、要使癌細胞死亡有困難。

四、癌細胞能夠刺激血管增生。

五、癌細胞能夠不斷的分裂繁殖。

六、癌細胞能夠侵犯周邊組織形成遠端轉移。
七、癌症病人代謝會異常。
八、癌細胞能夠避免免疫系統的攻擊。
九、癌細胞染色體異常，有不穩定的DNA。
十、癌細胞會有發炎反應。

「癌細胞很難被抑制，那不就是說癌症很難被治好嗎？」

相信有些人會有這樣的疑惑。

癌細胞的身體，有許多的接受器，對外來刺激會產生一連串的反應，癌細胞也因此增生。人體本身也有一些抑制癌細胞的機制——抑制因子（抑制癌細胞滋生）、監控因子（監控癌細胞分裂），雖然它可以促進癌細胞死亡、防止滋生，但是當體內平衡失調，這些機制無法發揮作用，癌細胞的分裂和繁殖就沒辦法停下來。

通常癌細胞長到一個階段，就不需要外來的刺激，自己就能產生刺激以利生長，像一些腦瘤可以產生血小板生長因子（PDGF），或是另外產生生長因子（TGF-α）。

不過有些癌細胞的接受器會過度接受刺激，對血糖特別的敏感，也對抑制生長因子（如

PRV 蛋白）比較沒有反應，以致造成細胞分裂沒辦法停止。

目前新的概念，會比較注重德國醫師奧托・華寶（Dr. Otto Warburg）的理論，主張癌細胞是因為沒辦法進行有氧呼吸，而造成的乳酸堆積，導致無法進一步被辨認、摧毀，因此在治療上，需讓免疫系統重新辨認癌細胞、矯正發炎、啟動自癒能力的方向前進，這樣治療癌症才會成功。

正子攝影檢查(PET,positron emission tomography)

「癌細胞如此難被察覺，我們又該接受哪些檢查，讓癌細胞早點現形呢？」

臨床上，使用得最多的就是正子攝影檢查。

正子攝影（PET,positron emission tomography），主要是利用含有放射性的葡萄糖，打到血液裡面，可以看出癌細胞的位置。因為癌細胞對葡萄糖的敏感度比較高、代謝快，所以當我們癌細胞照不出來的時候，加入葡萄糖，正子攝影就可以找到癌細胞可能的位置或是轉移的位置，對於過敏、癌症診斷或是癌細胞轉移診斷相當有用。也因為癌細胞對葡萄糖敏感，會刺激生長，罹患癌症時更應該避開葡萄糖的攝取，減少癌細胞的生長。

量子醫學檢測

如果要做整體評估，針對身體毒素或能量做進一步的了解，就建議做量子醫學檢測。量子能量檢測主要是美國學者尼爾森（Nelson）在匈牙利所研發出來的，原理是利用每種物質的特定能量（人體也是會釋放出能量，也能接收不同的能量而有不同的反應），所形成特定頻率，利用這個頻率偵測身體反應，反應如果相同，就能了解身體狀況。

當然量子醫學能量檢測，不是隨便做就有客觀的結果。當在檢測的時候，要盡量讓房間的電磁波干擾降到最低，病人也要放輕鬆，心情平穩沒有雜念，若有服用保健藥品，最好能停一個禮拜再接受檢查。癌症病人在開刀前，沒有做任何療法先作檢測是最客觀的，因為透過手術、化療或是麻醉藥的影響後，其實能量就會受到干擾。不過對於一些病人已經做了一些處理，雖然已經受到干擾，但在追蹤的時候也可以提供不錯的訊息。

而檢測的重點，主要有四大方向：

■ 能量

在能量上，要觀察七輪的變化。找一個影響最深的，從下往上來治療，因為能量是從下往上。

■ 顏色

從病人喜歡的顏色可以了解性向還有體能，同時可以用適當的顏色放在適當的穴道來治療。

■ 潛意識的精神

主要是針對負面情緒，例如怨恨、焦慮不安，可以藉由了解病人過去發生的事件，而明白負面情緒是如何產生，成為情緒的一個主軸。

■ 遺傳

癌症有基因上的遺傳，癌症病人的下一代，罹患癌症的比例偏高，且症狀相近，因此當了解家族遺傳病史，通常也能進一步了解病人的疾病特質。

而且，了解遺傳也能事先預防疾病發生。例如，假設你今年是十歲，就測出有癌症家族病史，那從十歲開始，盡量避免各種致癌物，相信罹患癌症的機率，會比其他家族成員低下許多。

「鄭醫師，要如何知道自己身上的致癌因子，以便及早預防呢？」

一般來說，會檢查身體整體的系統，例如：免疫、血液循環系統、精神壓力等等，了解病人情況；再來就是檢查人體隱含的毒素，像是重金屬、化學藥劑；另外就是透過量子力學檢測，看看身上是不是有感染情形，才會引起細胞的特殊反應。結合以上三方面檢測，必要時結合「生物能量探測棒」（測量身體能量之方式）找出病因，才能真正對症下藥，實施治療。

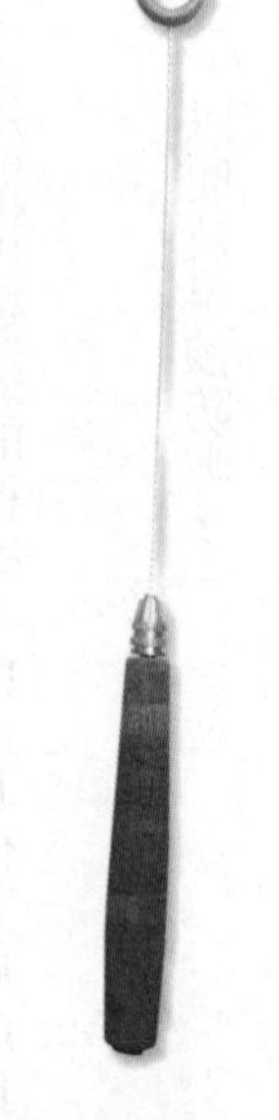

生物能量探測棒

目前我所研究的，較自然的癌症治療方式，除了注射營養品和打點滴外，我也重視能量治療。

之前我有位病患，是位年輕女孩，因為罹患胃癌而開刀，但是開完刀沒多久，就發現癌細胞已經轉移，所以她來到我的診所尋求幫助。我幫她規劃了一整套能量治療，起初，她每兩天就花二到三小時治療，卻看不出有什麼改善，但我仍然鼓勵他要有耐心，就會看見身體的變化。果然在兩三週後，漸漸看出效果，她的身體逐漸好轉。

所以我特別要強調，癌症治療需要耐心。用能量矯正癌症，如果用心的實行，撐過前面兩三週後，效果會漸漸浮現，但是過程中病人需要有堅定的信心與耐心。

俄羅斯聯邦學者醫師尼爾沙克・諾比可夫(Prof. Mirsakarim Norbekov)，他是在處理各種慢性病，強調了解自己的身體，用心負責，抱有正向信念，每天活動加上一些冥想，這樣就能跨越障礙，整個身體狀況就會改善了，各種疑難雜症都可以克服、痊癒。

量子理論

研究慢性病與癌症治療多年，我發現精神與能量領域是不可忽視的，有時甚至扮演著舉足輕重的重要角色。

要了解為何能量對癌症治療如此重要，我得先說明一下量子力學的概念。

每種物質（包含人體）皆是由原子組成，一個原子又是由核子（包含質子及中子）還有一些電子所構成，就像是太陽與九大行星的關係，太陽如同為核子，各行星如同電子，電子圍繞在核子外圍的軌道中運行，但是運行是不穩定的，當它接觸到光（也就是前面所提到的光子），能量就會向上提昇，會離開原本運行的軌道，過一段時間後又會釋放出能量，再度回到原本的軌道中。而科學家觀察發現，電子運行的軌道，無形中圍成一個虛擬空間。實際上實體物質（電子）的體積並不大，卻畫出一個大範圍的空間，這樣的發現就成了量子理論的基礎。

量子理論認為，人體是虛擬的構造，意思是說，實際的物質並沒有很多，卻構成大範圍的物體，證據就是如果一旦過世火化，最後只會剩下一點點灰燼，其餘便轉化成能量。

根據量子理論可以推論，如果**有心改變身上的能量，身體可以產生許多變化**。

歐洲作家克來門．酷比（Clemens Kuby），就是利用量子理論，實踐並克服身體困境的人，他的舅舅海森堡教授（Werner Heisenberg）為諾貝爾獎得主，也是量子理論的發現者，海森堡教授認為：「**當人越確定執著一件事，其他部分就知道的越少。**」

酷比深知此理念，因此當他由屋頂不小心摔下來時，導致脊椎損傷、下半身癱瘓，醫院判定絕不可能再走路。

但是他下定決心，每天想像身體神經正在生長，慢慢長回正常的樣子。

結果，奇蹟發生了！漸漸的，他能轉動腳趾，甚至後來能坐能站，到恢復正常行動。

你知道他花多少時間嗎？**僅僅三個月，以量子力學的理念來克服癱瘓，便得到驚人的成果。**

酷比認為：「罹患慢性病，是內心痛苦的反應，根源於**內心深處的痛苦**，如果能加以釋放，並透過冥想，帶入**快樂的童年記憶**，就可以走出來。」

因此，癌症病人要能靜下心來，想想自身的壓力來自於何處，加以釋放，那麼治癒的成功率就會大增，酷比可以，你一定也可以。

非線性掃描

根據上一節說明的量子理論，人體其實帶有大量能量，當身體衰退或是產生病痛，其實就是因為能量正在衰弱。

可藉由補充對人體有益的營養素，如補充營養品、多吃有益健康的食物，或經由冥想禪坐吸取大地的能量，都是簡單自然的方式。

如果要尋求比較專業的協助，可以至醫療機構使用一些儀器，如量子能量儀、非線性掃瞄機器來補充能量，但是不管用什麼方式，最重要的是保持正向信念，才能達到診療的效能。

但是令許多人深感困惑的是，要如何知道自己身體能量的狀況呢？

我認為利用「非線性掃描分析」，是最清楚明瞭的方式。

當人體的能量喪失，就會產生慢性病，嚴重甚至會引發死亡。而這樣能量的改變過程，若用精密儀器測量，可以測量到它的頻率，轉化成線圖（如下圖），醫生就能知道到底身體出了什麼狀況。

我曾經有個案例，是一位四十二歲肺癌病人，他做化療和標靶治療半年多以後，反應不佳就來到我的診所治療。我在幫他做詳細的檢測後發現異常，才又進一步做毒物分析，發現病人重金屬含量非常高，同時抗氧化成分、維他命A有不足的現象，然後在肺部發現乳酸，表示氧氣無法進到細胞中，才會產生乳酸堆積的現象；同時檢測發現，對於動物皮毛他都有過敏的現象，染

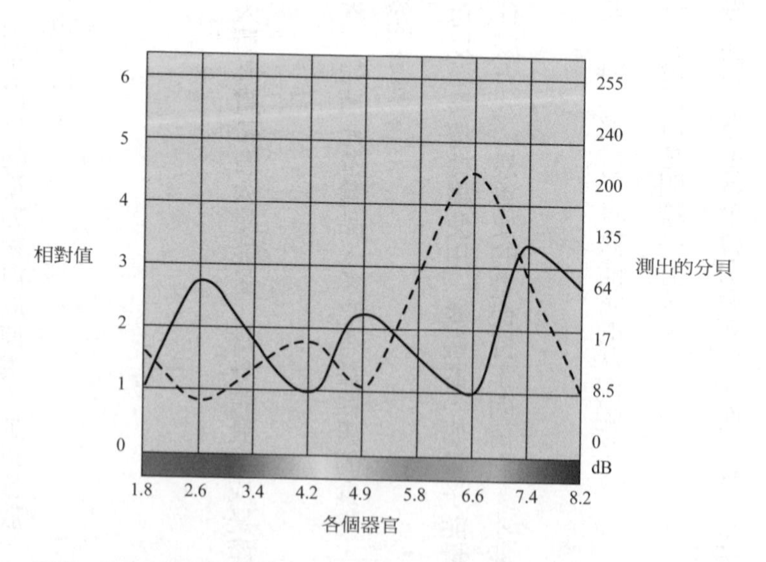

圖解：當整體圖形呈現實（紅）、虛（藍）線交錯時，就表示身體已經出現發炎現象。橫向軸代表著身體各部位器官，由器官對上去，若實線在上，表示此器官可能患有慢性病，需要長期醫療；若虛線在上，表示有緊急發炎症，需盡快補充營養素，以恢復身體能量。

註：關於組織分析圖詳細説明，可參照附錄。

色體也有異常，代表癌細胞破壞已經進到染色體，要趕快排除。

就如同「水桶理論」：水桶內充滿許多毒素，當大於水桶可承接容量的時候，就會溢到外頭來。

因此病人進行各種抗癌療法的時候，最重要的目的還是趕快把毒素排出來。如果身體內積累太多毒素，多到滿溢出來，它就會往體內器官跑，影響紅血球、白血球和免疫系統，使器官的機能慢慢衰退，當毒素越積越多，身體就發生異常導致癌症。

所以治療的方法，就是一方面要找到毒素源頭，把毒素排掉，一方面提升免疫系統，讓病人免疫系統慢慢的恢復。因此我們一直強調，不是給病人一個抗癌藥品就有效，一定要做詳細的檢測，把問題找出來，才會達到效果。

與癌症戰鬥，分秒必爭

「何謂死亡交叉？」

最近有一個病人與我討論癌症治療方式，他提到之前的醫生提過「死亡交叉」這個詞，我想這是一個比較負面的說法，就是說當一切好的現象或檢查，都不見的時候，那你可能就是快走向末路了。

但是「死亡交叉」的另一面，就是「黃金交叉」，當一個很嚴重的病人願意放下心情，改變生活型態，接納正面能量，讓身體發炎狀態都調整過來，那就是「黃金交叉」。

許多病例都曾出現，在癌症指數升到最高點以後，慢慢的下降，當開始下降，病情漸漸穩定，「黃金交叉」就出現了。只是這樣穩定的情況能否持續，就要看受損的身體有沒有修補回來，生活習慣有沒有改正，如果沒有，那可能半年「黃金交叉」之後，又進入「死亡交叉」。

下圖為一位胃癌病人併遠端轉移治療的經驗，可見到癌症標記的反應，病人的CEA（大腸癌指數標記），在整合治療一個半月後，已趨於穩定，表示病情得到控制。

不過，要特別留意，雖然目前圖記顯示指數

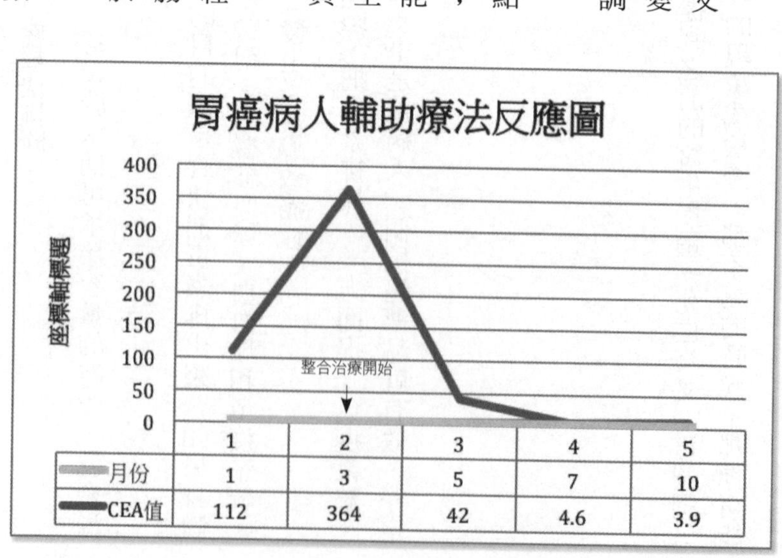

	1	2	3	4	5
月份	1	3	5	7	10
CEA值	112	364	42	4.6	3.9

趨向和緩，若是就此忽略正常作息與正確飲食，開始大啖甜食，就會使癌症再度復發，因此一定要堅持正確的生活與態度，才能完全成功抗癌。

一旦輕縱，就讓癌症有機可趁。

身體與癌症的戰鬥是分秒必爭，沒有休息的，當一切努力進行，一個月就可看到效果，癌症病人在治療上，不管有沒有化療，都要去克服以往的壞習慣，往健康生活邁進，我想這是最重要的。

7-4

醫生可能不會說的事

我治療癌症已有許多年，對目前傳統的治療方式，也有很深透的研究。

一般來說，比較常聽到的癌症治療方式是：化療、放射治療，皆有它的功效與副作用。

什麼是放射療法與化療？

放射療法的原理，主要是用放射線摧毀癌細胞的 DNA，造成細胞死亡和壞死。目前有各式各種的放射療法，比較新的技術，可以讓放射線集中在有癌細胞的部位，對周遭組織影響較小，基本上對於癌細胞比較集中、還沒有擴散的病人是比較有效的，對其它好的組織傷害也較小。化療的原理也是類似，也是用些化學的藥劑來摧毀癌細胞，醫生會根據不同的病情，在劑量、範圍上有所調整，基本上是有效益的，但是對身體健康組織產生巨大影響。

這樣的治療方式，雖然會消滅癌細胞，但是連帶的其它健康的組織也可能會被破壞，產生極大的副作用。像是疲倦、貧血、灼傷等等急性症狀，長期下來可能造成淋巴水腫、器官纖維化甚至癌症復發，雖然這些症狀可以透過飲食、補充營養品、運動等等方式來改善，但對癌症病患來說，仍然是辛苦的過程。

鄭醫師相談室

■ 如何紓緩癌症副作用

通常化療所造成的疲倦、灼傷，跟劑量、範圍、營養、貧血程度、癌症的程度有相關，如果能適度的運動，局部使用藥膏，補充洋蔥素、維他命A等營養素，可以減輕疼痛和不舒服感，甚至提昇療效。

化療副作用——疲倦

化療常見的副作用，是會疲倦、虛弱無力，百分之九十以上的病人都會碰到，大部分會出現在化療或放射療法後。主要的原因有：

一、因為影響到粒線體的機能，尤其化療讓粒線體無法運作，所以ATP的製造會不足，身體就會沒辦法恢復活力。

二、也可能是因為身體正在發炎，增加疲倦，或是長期的營養不均衡，造成疲倦。

三、可能是因為化療產生的併發症，比如說貧血、紅血球不足，血液攜帶氧氣的能力降低，而產生疲憊。

四、另外就是心情、睡眠或是感染。

為了降低疲倦感，通常醫生在實施整合治療的時候，當天為病患做靜脈營養的注射，讓副作用減至最低，包含血球降低的影響、手和腳麻、疲倦感這類的副作用，都可以盡快的縮短。

但是要改善副作用最根本的作法，還是要從原因著手：

一、要增加細胞尤其是粒線體的能力，平常就要不斷的運動。

二、飲食上多攝取好的脂肪，營養均衡有足夠的熱量。

三、適時適量補充營養品，像是肉酸、人參、冬蟲夏草等等，可以改善病人的體能，減少壓力所造成的反應。

四、如果要加強效果，那就要請專業醫師施打靜脈注射，包含營養和抗氧化劑，減少化療所造成的傷害。

「以上幾項方法，會不會影響化療結果？」

以許多臨床病例的研究觀察，基本上這是不會影響化療結果的，反而因為發炎毒素降低，提升身體自癒力，可以讓化療很順利的進行。

之前有一位七十多歲的先生住台北，在大腸癌化療半年後，出現疲倦無力、無法走動的現象，覺得人生實在沒有前途了，非常無力感和挫折，經過營養注射和抗氧化療程，白血球恢復正常。之後的化療療程都可以按時完成，讓化療達到比較好的效果。

化療副作用——噁心嘔吐

通常在化療的時候，會有嘔吐的現象，如果沒有處理，可能持續會一、兩個禮拜，在這樣化療的週期，非常痛苦。如果能夠適度的處理，就可以縮短這個過程，讓病人減輕痛苦。

為什麼化療後會噁心想吐？

人會想吐，基本上是因為嘔吐的化學敏感中樞受到刺激，引發嘔吐的感覺。而化療引起的原因大概是下列幾項：

一、腸道細胞因為化療而受到刺激。

二、胃的排空變慢。

三、放射療法、化療對腸胃的傷害。

四、病人對藥物的反應，或是本身代謝較慢，也可能會延長嘔吐的時間。

如果病人嘔吐太嚴重，可能要請專業醫師開立一些抑制噁心的藥，當化療結束，病人疲倦的時候，盡量多休息。飲食要清淡，主要以少量、避免重口味，水分、電解質、營養均衡，熱量也要足夠（避免用代糖），再配合針劑的營養輔助和抗氧化療法，病人就可以在兩、三天內順利的度過，就會恢復活力。

化療副作用——血管併發

血液併發症，我想是每個癌症病人都會碰到，化療的心血管副作用有心臟衰竭、心肌缺氧血壓升高等等，其他的併發症像心肌的纖維化、出血性心肌炎、心跳慢、雷諾氏症（Raynauld disease）、自律神經系統病變、肺纖維化，也都有可能發生。

臨床上的改善方法，一方面要降低發炎，另一方面要養成適度規律的運動，並且適度使用Q10，用以提升粒線體在氧化硫酸化作用，產生足夠的能量ATP。

飲食上可攝取魚油，保護心臟，減少心律不整的機會和減少發炎。如果發生雷洛氏症（Raynauld disease）的末端血管病變，適度補充葉酸、維他命B_6、B_{12}，可以減少血管的病變，減輕雷洛氏症的症狀。

有時候病患會出現白血球低下的症狀，在病房可以施打「顆粒細胞巨噬細胞集落形成單位」（Granulocyte Macrophage Colony-Forming Unit,GM-CFU），再輔助加強病人胸腺（人體免疫器官）功能，再配合一些注射、口服營養劑（Avemar），減少化療本身的毒素，讓化療效

【抗癌小辭典】

雷諾氏現象 (Raynaud's phenomenon) 是一個交感神經系統的過度活化，造成極端的末梢血管的收縮，導致組織缺氧。症狀包含肌肉萎縮、潰瘍；或結締組織失調，如全身性紅斑狼瘡，嚴重時會引發指尖壞死或缺血性壞疽。

果更好。

我時常至德國了解最新癌症資訊，有次到德國的癌症醫學會副主席漢斯・馬思特 (Dr. Heinz Mastall) 的診所，他的病人都是化療完就到診所，做一個輔助的針劑療法或靜脈注射療法，我才了解到，目前台灣的雷射療法只有紅光是不夠的，一定要合併藍光、綠光及紅外線，才可以恢復粒線體的功能，雷射也可以透過紅血球和白血球吸收，白血球會比較大，它的殺菌力就會比較強，紅血球抗氧率強，讓病人體能可以維持，可以對付癌細胞，達到最有效的抗癌效果。

如果病人化療後缺鐵貧血或血小板低下，那就需要適度的補充鐵質、胸腺（用注射的方式）是最有效的，血液的併發症都可以降到最低，這樣病人在化療過程可以很順利。因為只要血球正常，化療就可以正常進行。所以一個好的整合療法，可以讓病人化療過程是比較舒服的。

最近還碰到嚴重的光敏感反應，病人在化療完，會對光線敏感，四肢末端會有一些紅色斑點，是因為化療所造成的血管炎，同時整個身體也變得很暗沉。光敏感是因為化療所造成的，可以透過抗氧化劑注射來改善身體狀況，同時適度漂白，讓病人皮膚盡快恢復正常膚色，恢復健康。總結以上的說法，我想一個好的整合療法，可以讓病人化療過程是比較舒服，這是很重要的。

化療副作用——腸道併發症

對一個癌症的病人，腸道的復健是最重要，因為腸道的免疫系統占身體的百分之七十到八十，同時提供腸道營養，包含維他命、短鏈脂肪酸，所以腸道的復健，可以改善病人的病情。

做完化療後，腸胃道難免會受影響。可能會有血便、腹瀉的狀況，如果有出現血便，就要檢查看看是不是有腸穿孔的現象；腹瀉的話，治療上就比較簡單，要注意飲食清淡好吸收，如果太嚴重和吸收不好的話，可能連油脂都要避免，比較軟的葉菜類暫時都不能打成汁給病人服用。最好多補充電解質、麩醯胺酸（Glutamine）、益生菌、酵素、短鏈脂肪酸、適度的魚油就可以達到效果。

如果是便秘的問題，可能是化療或過度使用止痛藥所造成的神經病變，導致排便有困難，這個會比較麻煩，另外也可能出現噁心、嘔吐、食慾不佳，不過基本上時間都不會太長。所以原則上盡量少使用藥物，增加纖維，多補充水分，大量使用益生菌來改善腸胃問題。

現在有一種一百五十億的益生菌 (Ultraflora Balance)，它是一個有專利的菌種，效果不錯，可以提供腸道好的環境和免疫系統。另外也有一種益生菌叫 DDS1，這是美國進口的，是美國教授沙赫尼 (Dr. Shahani) 所研發，特色是第從人體培養出來，跟腸道黏膜比較相近，有研究證明它在腸道附著的時間最長，當其他益生菌已經慢慢被排出體外的時候，它還是會在腸道存留，所以效果比較好。益生菌是基本的營養補充品，有好的腸道才有好的免疫力，慢性病病人才會復原順利。

化療副作用——神經併發症

有做化療的病人，神經也容易病變，主要是因為鉑類 (cisplatinum)、紫杉醇 (taxanes)、長春花生物鹼類 (Vinca alkaloids) 等標靶藥物所造成的併發症。

因為這些藥物會造成神經細胞 DNA 受損，粒線體也同時受損，就會破壞髓鞘的製造，造成神經病變。病人可能會感覺麻、痛或無力。在我接觸過的病人中，如果在化療一開始，就搭配整合治療，神經的病變會最輕或是幾乎沒有，如果是化療到中段才來，就可能已經出現神經受損現象，但是通常在整合治療完以後，症狀也慢慢的消失了。但如果是肌肉無力、持續的發痛或行動不便，整合治療的效果就會比較弱，因為神經修復時間要比較長，如果病人在同時進行化療，效果更低。

我有位病人住在臺北，來找我時已經走不動了，需要拐杖才能行動，雖然治療後有改善，但還是有後遺症。

所以我都會建議病人提早處理，副作用才可以順利的熬過去。通常治療神經病變，我會建議多補充維他命E、硫辛酸、肉鹼、Q10，它們可以維持粒線體功能，另外脂肪酸、椰子油，還有一個比例一比四的omega-3和omega-6的補充，還有磷酸膽脂(phosphatylcholine)的供應，這些都能延緩甚至改善。

另外麩醯胺酸（Glutamine）、維他命B群也有效，但是麩醯胺酸（Glutamine）雖然在併發症常提到，但是並不常用，因為它同時可以促進癌細胞的生長，所以倒不如用脂肪治療來達到效果。

目前在歐美有開始流行脂肪治療，應用一個良好的脂肪、生酮飲食，不要用葡萄糖來修補神經，它的療效就會非常好，另外目前還有神經生長因子，那我比較推薦，如果真的太嚴重就要考慮細胞療法神經的成分，就是說末梢或中樞神經的成分，看病人的病因是在中樞還是末梢，再來加以修補，這樣效果會比較理想。

化療副作用——口腔潰爛

化療容易引發口腔黏膜發炎和口腔潰瘍，在照顧的時候，要注意局部的衛生，吃東西盡量漱口，在化療前後，刷牙要很小心，盡量不要刷破黏膜，減少潰瘍的機會。飲食上要多補充麩醯胺酸(glutamine)、維他命，以及微量的礦物質(鋅)，注射或口服都可以，還有魚油、短鏈的脂肪酸(如丁酸)也建議多補充，就比較可以預防口腔潰爛。如果必須使用藥物，可使用一種胃藥叫Azulene，具有消炎、肉芽新生、促進上皮形成作用等。

癌症病人的整體處理——代謝症候群

在化療的過程中，醫生通常是依據一般的血液、癌症標記、電腦斷層或是核子掃描，來追蹤病人腫瘤是否復發，但是這些方法或多或少都有放射性，長期使用對病人的身體會有不好的影響。

其實，現在已經可以利用一些，對身體影響比較不大的指標，像

【抗癌小辭典】

丁酸（Butyrate）又稱酪酸，是一種短鏈脂肪酸，由腸道菌所製造，口腔亦可自行製作，具有保護作用，可減少口腔潰瘍與抑制腸道害菌。

是代謝症候群（血糖、胰島素、脂肪等等）、發炎機轉、凝血亢進、持續的血管增生（會促進癌細胞轉移）、自由基、荷爾蒙異常、免疫力低下（病人免疫系統無法辨認癌細胞）、脂溶性維他命A、D、E、K，來追蹤癌症病患的病情，只要把這些指標數字控制好，病情就不會惡化甚至好轉。基本上，以上這些指數會和代謝息息相關，所以我會根據代謝相關的訊息來追蹤，才可以達到好的效果。

鄭醫師相談室

■ 什麼是凝血亢進？

凝血亢進是指病人血液比較黏稠，無法順利的攜帶氧氣和釋放氧氣，影響身體功能。

■ 自由基的影響

現代人的生活環境，會造成自由基過高，但是自由基也跟葡萄糖代謝異常有關，過度的利用葡萄糖代謝會產生乳酸，血液酸化造成體內自由基增高，對身體產生不良影響。

有代謝症候群的人，通常會比較胖，血糖、糖化血色素、三酸甘油脂和膽固醇也都偏高。

「可是，要怎麼知道自己有沒有代謝問題？」

以下數據提供讀者參考：

身體質量指數（BMI），原則上以二十五是最佳狀態；飯後血糖盡量維持在九十以下；糖化血色素在五以下；三酸甘油脂一百一十到一百五十是正常範圍，越接近一百一十最好。

癌症病人如果有代謝相關的問題，最重要的就是要注意血糖，血糖的高低對癌症復原有很大的影響。

最理想的血糖應該在九十以下，要如何讓血糖維持正常，就要限制熱量攝取以及避免醣類，連水果的葡萄糖和果糖都要注意，會引發升糖作用，若能完全排除，就可以看到明顯的效果。

■ 身體質量指數

身體質量指數（body mass index,BMI），是個人的體重除以自己的身高（米）的平方，用來衡量一個人的胖與瘦的程度。

BMI小於十八點五為過輕，十八點五到二十五為適當，大於二十五為過重，大於三十為肥胖。（標準如下表）

「鄭醫師，那要如何瞭解病人的代謝情況？」

通常追蹤病人的血糖、血脂肪、膽固醇都以「飯前」為主，以求得準確的報告，但在臨床上似乎有落差。

當報告結果出爐，病人常抱怨指數正常，但身體就是有說不出的毛病，此時如果改為「飯後」測量，就能看出異常變化。

因此罹患慢性病或癌症的患者，除了調整飲食、適當運動外，應多監測飯後血糖及脂肪數值，才能瞭解進食對代謝的影響，才能真正找出飲食是否過量。

尤其癌症病人一定要以此數據為目標，可大大地降低發炎反應，減少癌症轉移及復發。

類別	身體質量指數 – kg/m2
非常嚴重過輕	less than 15
嚴重過輕	from 15.0 to 16.0
過輕	from 16.0 to 18.5
正常（健康體重）	from 18.5 to 25
超重	from 25 to 30
肥胖 I 級（中度肥胖者）	from 30 to 35
肥胖的 II 級（嚴重肥胖）	from 35 to 40
肥胖 III 級（極嚴重肥胖	over 40

鄭醫師相談室

■ 血糖

血糖濃度或血糖值，是指人的血液中的葡萄糖量。人類正常的平均血糖水平是約五點五毫摩爾，如果測出來的數字超過，代表糖類攝取要限制。

■ 糖化血紅素

糖化血紅素，是由血紅素暴露於高血液葡萄糖而形成的。如果過高，代表血糖控制較差，容易有心血管疾病，腎臟病，視網膜病變。一般來說，正常的糖化血色素應大於，或小於四十八毫摩爾／摩爾。

「鄭醫師，代謝不好跟癌症又有什麼關係呢？」

如果有代謝問題，五年內乳癌復發機會增加三倍，大腸癌復發機率也提高。即使癌症被控制住，但是高血糖會增加肝臟轉移的機會；若需要開刀，有代謝症候群的人，進行骨髓移植，併發症和住院時間相對會比較長。另外，患有代謝症候群，會增加血中荷爾蒙及芳香酶的活性，得到因荷爾蒙失調而引發的相關癌症，風險也會比較高。

「那又該如何調整代謝呢？」

現代人的飲食，大部分都熱量過多，精緻的糖類、容易讓血糖升高的食物都攝取過多，但是身體對蛋白質和脂肪消化卻比較差，造成飯後的血糖升高。再加上運動量不夠，造成肌肉鏈降低、脂肪升高。壓力也造成人體內分泌顛倒，白天降低，造成代謝、活力差；晚上升高，就會不容易睡覺，睡眠受到影響，代謝就會改變，需要放鬆心情和改變作息。

抽菸以及使用類固醇或藥物，也會影響血糖代謝。

有代謝症候群的人，營養上要注意就是維他命D、鋅、鎂、鉻是否攝取足夠，澱粉類攝取越低越好，盡量小於三個單位（一個單位大概是一個蛋的大小），最好能夠降到一個單位，甚至零；醣類的來源以纖維為主，所以各種葉菜類都可以吃；水果類像莓類，藍莓、覆盆子這些水果可以多攝取，洋蔥、大蒜都也很有幫助，酪梨和橄欖油也都是輔助的食物。至於根莖類、各種蛋類和容易升糖的食物，則要避開。

另外，最好可以搭配生物素(biotin)、鉻、肉鹼、Omega-3 營養素，幫助血糖代謝。

益生菌很重要

益生菌對癌症、慢性病患來說，我想還是有其功效。

益生菌好處很多，我想比較重要的是下列幾項：

一、消除焦慮，腸道益生菌可以產生一些B群和色胺酸 (tryptophan)，可以消除精神焦慮和緊張。

二、協助腸道的代謝，益生菌可以促進產生脂肪酶分解脂肪，產生乳酸菌分解乳糖，另外協助蛋白質分解成胺基酸，讓身體充分的吸收利用。

慢性病、癌症病人腸道都會出現異常、感染，適度的利用益生菌，可以解決問題。

另外，近期的研究發現，益生菌對於降低膽固醇，預防心血管的疾病，也是有幫助的。目前有一些益生菌可以幫助脂肪消化，調整壞膽固醇與好膽固醇的比例，這對於慢性病患來說，是非常重要的。兒童或是成人慢性腹瀉、腸道的感染、食物中毒，益生菌也可以改善。當細菌進到人體，會造成腸道生態不平衡，如果適度的補充益生菌，可以讓腸道的菌種平衡，不至於產生變化，就可以延緩或減輕症狀的出現。

比較特別是，益生菌在對抗癌症也是有效果的，因為當毒素（包含女性荷爾蒙、環境荷爾蒙及一些致癌物）經過解毒系統（肝），從膽道排出來以後進到腸道，有一個叫葡萄糖醛酸酶 (glucuronidase) 的酵素，可以分解致癌物，使腸肝循環持續，增加毒素的影響，而乳酸菌可以抑制酵素的作用，使腸肝的循環可以減緩下來，以減少致癌物的作用，可以抑制癌細胞的產生。

為什麼我們腸道有這麼強的保護作用?在腸道的菌種中，有一種是B菌（Bifidobacteriua infants）可以抗癌，因為它的細胞壁能夠抑制癌細胞的生長，不管是癌症或是預防，都有效果。

其實，腸道保健最重要的重點，就是要維持腸道菌種平衡，腸道不良，就容易造成黴菌增生，人體就會生病。

補充益生菌、乳酸菌A菌及B菌，會讓腸道的菌種平衡，讓這些致病黴菌無法增生，同時也經由腸道吸收進到淋巴、血液，抵抗體內的細菌及病毒感染。平常如果能多補充維他命B群（B_3、B_5、B_6、B_{12}等等）、維他命K等營養，可以降低腸道的PH值，讓腸內菌種穩定。把腸道顧好，更可以保持食慾、維持體重與體力，讓化療後虛弱的身體恢復更快。

DDS-1(Lactobacillus acidophilus DDS-1)

益生菌 DDS-1 主要是美國學者沙赫尼博士 (Dr. Shahani) 所研發，他做過很多研究，寫了一些書專門討論 DDS-1。

DDS-1 它是類似抗生素的物質，可以抑制病菌的生長，對抗細菌，像是綠膿桿菌、大腸桿菌、鏈球菌、葡萄球菌。所以在臨床上，不管是便秘、腹瀉，它都排斥不良的細菌可以改善疾病，也能幫助鈣質吸收。

對於食物中毒，DDS-1 也有抑制的效果，可以延緩症狀甚至不出現，還能分解不良的膽固醇，降低血中膽固醇的量。特別的是，它會產生過氧化氫，可以殺菌，抑制念珠菌滋生，所以針對腸道像腸道炎、腸躁症等等病症，也有治療效果。因為有這麼多好處，如果再搭配益生菌，可以讓慢性病或癌症病人的腸道穩定，若是配合健康飲食，基本上都可以改善腸道問題、加強免疫力、補充營養，連帶也改善皮膚問題。

「那麼，要補充多少 DDS-1 呢？」

基本上每單位一百六十億以上就足夠，而且它可以在人體裡待上很久的時間，達到最好的效果。所以，原則上癌症病患治療，我想基本的益生菌、DDS-1，或 Ultraflora Balance 的適當補充，有助人體腸道健康的維持。

功能醫學營養療法

美國功能醫學會的主席 Jeffey Bland，他曾經介紹在癌症抗氧化的基本療法，就是補充營養素，如下表：

針對血小板低下，可於睡前口服脾臟的萃取物，或是褪黑激素一到十毫克，可恢復血小板正常指數。

關於貧血方面，Jeffey Bland 建議補充葉酸、B_{12}、肝的萃取物，及乳鐵蛋白。另外還可多飲用骨髓湯，或骨髓萃取物，達到造血效果，另外還可適當食用甜菜和紅蘿蔔。

當施作放射療法後，需要清除死亡的細胞，協助組織再生，Jeffey Bland 建議，可於空腹使用有效的酵素，一天約三至四次，一次劑量約三到五顆。另外可於三餐補充一湯匙的麩醯胺酸（glutamine），或綠藻或相關萃取物一至六湯匙，有益身體排毒。

營養素	劑量
維他命 E（包含 α、β、γ 三種形式）	至少要補充一千個 IU 單位
Q10	五百到兩千毫克
鋅	五十毫克
硒	四百毫克
錳	五到十毫克
銅	五毫克
褪黑激素	一到十毫克，睡前服用，對血小板會有幫助

【抗癌小辭典】

N- **乙**醯**半胱氨酸**（N-acetylcysteine,NAC）用來作為一種止咳藥、抗氧化劑，提升肝臟保護作用，也作為祛痰劑和普拿疼（acetaminophen）過量的解毒劑。其他用途包括硫酸鹽不足，所引發的自閉症、肺纖維化患者。

維生素 E 屬脂溶性維生素，又稱生育酚，作為脂溶性抗氧化劑，可以抑制自由基形成。可從天然麥芽油、蔬菜油、堅果中攝取。維生素 E 族體包含有生育酚（tocopherols）α、β、γ、δ 和生育三烯酚（tocotrienols），可從天然麥芽油、蔬菜油、堅果中攝取。美國食品暨藥物管理局（FDA）建議維生素 E 每日攝取建議量為 20IU ～ 30IU。

- 養護篇 -

Chapter 8

癌症治療從吃開始

8-1

你吃的是食物，還是加工品？

「香濃好喝的豚骨拉麵湯頭，不是真的？」

「賣場販售的柳橙汁、蘋果汁、木瓜牛奶，以及各色餅乾糖果，除了少許水果原料，到底還添加哪些我們所不知道的化學物質？」

「如果連牛奶、麵粉都不『純』，那我們還可以吃什麼？」

吃食物，少吃食品

這幾年食品加工處理技術突飛猛進，要什麼味道就有什麼味道；各種添加物滿足了我們挑剔嚐鮮的感官與味蕾，多元豐富的誘人色澤與香氣，勾引我們購買消費的慾望……

買或不買？吃或不吃？

當大腦的天使與魔鬼僵持不下時，先深究幾個問題，想想口腹之慾是不是比生命重要？

1. 為了享受舌尖上的美味，吃進了許多致命的人工添加物？
2. 蛋白類的食物經過一再處理，已經變質？
3. 食物裡的脂肪，經過高溫烹調加料，產生了致癌毒素？

為了健康，為了防病、抗癌，我們不一定得走上安潔莉娜．裘莉（Angelina Jolie）預防性的切除方式，把身上有可能爆發的致癌因子，一一給切除，只要能夠盡量選吃新鮮「食物」，少吃「食品」，就能拒絕毒物大舉入侵，使癌細胞找不到機會作亂。

想要有效抗癌，或是已經致癌的病患，就要避免再接觸肉丸、魚丸、關東煮，甚至是麻糬、湯圓等，可能添加有毒物質的食品。

含糖食品與醣類也要適度攝取，增加纖維攝取量，可減低血糖的波動。

另外，新鮮肉類選擇清燙，熟了即可；因為肉類剛熟的話，存有抗氧化的酵素，也能防止 Omega-3、Omega-6 受高溫而氧化。

「鄭醫師，若是已經吃到毒澱粉、毒食品，要如何排毒？」

排毒首先要靠大量的纖維，像是各種無毒有機蔬菜，幫助腸胃蠕動，協助身體代謝機制；此外食用藍綠藻類，可與重金屬或化學毒素結合，抑制吸收，當毒素進到腸道後，如果屬水溶性，就可透過腎臟隨尿液排除，因此需多喝水。

如果是脂溶性的毒素，會經過肝的第一型和第二型排毒機轉，分解毒素，再藉由膽囊分泌膽汁，分解脂肪，將毒物推出腸道。

此外，若是腸道生態異常，會造成「葡萄糖苷酶」作用，把已經結合的化學毒素再度分解出來，再經腸道循環吸收進到體內，延長毒素在體內的時間，進一步影響細胞膜、粒線體，並且破壞正常基因，對身體造成更大的毒害。

一旦基因受損，就需要使用最新的「脂肪療法」或「生酮飲食」，補充脂肪、磷酸膽脂（Phosphatylcholine，亦叫磷脂醯膽鹼）、短鏈脂肪酸，進一步修補細胞膜，讓細胞膜上的化學毒素和藥品能夠排出，清除 DNA 上殘留的毒素，當 DNA 恢復正常，細胞才會恢復正常。

脂肪療法的概念，講究Omega-3、Omega-6以一比四比例，可由亞麻仁籽油跟葵花油來調和。過去媒體強調脂肪裡Omega-3、Omega-6的比例，以目前最新的脂肪療法而言，細胞膜需要比例平衡的Omega-3、Omega-6，單一過高都會造成細胞膜異常。

生酮飲食則是一種高脂肪、充足蛋白質、低碳水化合物的飲食方式，在醫學上主要用於治療難以控制的兒童癲癇症。

生酮飲食迫使身體燃燒脂肪，而非碳水化合物。正常情況下，食物中所含的碳水化合物轉化成葡萄糖，為身體所利用，尤其對於大腦的能量補充，葡萄糖更顯重要。

但是如果飲食中的碳水化合物偏低，肝臟會將脂肪轉化為脂肪酸和酮體，酮體輸送到大腦，取代葡萄糖作為能量來源，此舉造成血液中的酮體含量升高，因故被稱為酮症狀態。

生酮飲食治療小兒癲癇，可致癲癇發作頻率減少，不過要提供充足的蛋白質和熱量，以供應身體生長和修復。

由於大多數食物中的脂肪型態為長鏈三酸甘油酯（LCT,long chain triglyceride）的分子，然而中鏈三酸甘油酯（MCT）比長鏈三酸甘油酯，更能發揮生酮作用。因此，椰子油最適宜作為生酮飲食的脂肪補充。

而磷脂膽鹼（Phosphatylcholine），可修補細胞膜上的異常，把細胞膜上頭吸附的藥品、化學毒素代謝掉。

為了讓肝解毒系統可以順利進行，可多補充「好脂肪」，以維持肝功能效率，避免誤食毒油脂、無法被人體代謝利用的反式脂肪（trans-fatty acid），像是廣泛應用於食品當中的氫化菜油、人造奶抽、乳瑪琳、酥油等，儘管美味當前亦要三思。

同時須提供身體必要的微量元素、礦物質、維他命、穀胱胺肽的補充，讓肝膽能夠分解毒素，透過身體自然排泄排出。如果毒物在末端皮下，可透過運動流汗排出體外，不過要記得盡快沖澡，避免皮膚再次吸收。

此外也可口服抗氧化物，不過當身體遭受化學毒害，情形嚴重時，可由醫生執行靜脈注射抗氧化物，來幫助排毒。

避糖是癌症飲食主流

癌症病人最容易被口腹之欲給打敗。

忌吃食物包含：穀類（如小麥、稻米、燕麥、玉米），其次有義大利麵、麵包、餅乾都在危險名單當中。

並且降低澱粉高的食物，像地瓜、馬鈴薯、蘿蔔、甜菜這一類，水果跟果汁，尤其是鳳梨、香蕉、葡萄、罐頭水果等升糖指數高的，都要避免。

盡量多攝取簡單天然食物。避開速食、果汁、飲料及市售優格等，因為它們的甜度過高，一般蔗糖、糖漿、蜂蜜等亦不要過度食用。

其他調味劑，如阿斯巴甜、味素、花生油、花生奶油都要避開。

自然醫學裡面，目前多數主張生酮飲食，尤其對於生長快速的癌症，如肺癌、肝癌、大腸癌、胃癌等，含糖食品與醣類，都會對身體造成極大的刺激作用，所以一定要克服味蕾的誘惑。

排毒、抗癌需要整合治療

不管是排毒或癌症都需要整合治療，換言之，就是需從生活、飲食進行相互搭配，本書附上「抗癌物質相對作用表」（詳參附錄），說明哪些植化數對哪個抗癌機轉有用，提供讀者參照使用，找出適合個人的飲食。

讀者可以透過這個簡表，藉由均衡飲食，抑制細胞病變，避免癌細胞侵襲。

天然植物萃取物，對於癌細胞有抑制作用，最有效果的便是蒜頭，其次是甜菜根、芥蘭，再來就是紅色高麗菜、洋蔥，最後就是大頭菜、蔓越莓、蘿蔔等。其他作用比較弱的像是馬鈴薯、南瓜、高麗菜、番茄等。除了多攝取植化素，更要避開致癌物，包含輻射線、煙害等。

蔬菜內含的植化素 (phytochemicals)，分為以下四類：

一、多酚 (polyphenol)，內含類黃酮 (flavonoids)，就是媒體常報導的花青素 (anthycyanidins)。

二、松烯（terpenes），主要含有胡蘿蔔素。

三、硫化物，像二烯丙基硫化物（Dially sulfides），就是蒜頭富含的硫化物，或是十字花科裡所含的異硫氰酸酯（Isothiocyanates）。

四、皂甘 (saponins），像是牛樟芝或人參皂甘這一類。

臨床上，也曾有病人服用抗癌食品對抗肺癌，仍然發生轉移現象，病人最後只好求助「NK 輸入治療」、天仙液口服，經過治療後，反而發現癌細胞越長越大、不可控制，所以經友人相告，轉進我的門診裡來。

植化素介紹		
多酚	類黃酮	花青素
		Flavones
		Flavonols
		Flavanones
		Isoflavones
	酚酸	hydroxycinnamates 肉桂酸
		hydroxybenzoates
	非類黃酮	stibenes
		coumarins
		lignans 木酚素
松烯	類胡蘿蔔	
	Monoterpenes	
含硫化物	diallyl sulfides	
	Isothiocyanates 異硫氰酸酯	
皂甘	triterpenoids 三帖類	
	Steroids	

依據癌症分期作抗癌植化素

下表所列明的天然植化素，可抑制癌症基因的表現，讓食物替代醫療需注意來源，一定選擇天然、有機、無毒；此外經過大自然的洗禮，才能產生濃度高的植化素，而溫室的花朵，可能就不盡理想。

癌症啟動期（初期）

植化素種類	相關食物	功能
吲哚 -3- 甲醇	綠花椰菜、花椰菜、芽甘藍菜、小紅蘿蔔、甘藍菜、綠卷心菜、芥茉子	
蘿蔔硫素	芽甘藍菜、捲心菜、花椰菜、白菜、甘藍、羽衣甘藍、大頭菜芥菜、蘿蔔、小紅蘿蔔、芝麻菜、豆瓣菜	肝解毒第二型 增強腫瘤抑制蛋白的轉錄 乳癌，前列腺癌
二烯丙基硫化物	大蒜	乳腺癌、肝癌、肺癌、膀胱癌、大腸癌、前列腺癌、白血病
鞣花酸	紅莓、藍莓、石榴	大腸癌、食管癌、肝癌、肺癌、舌及皮膚腫瘤 鞣花酸可有效保護免於外界傷害。阻斷酪氨酸酶的活性，抑制黑色素的生成，並具有抗氧化作用。

癌症促進與增生期（中末期）

植化素種類	相關食物	功能
白藜蘆醇	紅酒	抗炎症功能，比如治療關節炎；保護神經系統； 調解新陳代謝；抗糖尿病，以及抗病毒等功效。 修復破損基因的蛋白質

＊其他植化素種類尚有薑黃素、兒茶素、金雀異黃酮、茄紅素、花青素、鞣花酸、檸檬酸、Omega-3、前花青素。

＊相關食物對照可參考「抗癌物質來源表」。

抗癌物質來源表

抗癌營養素種類	相關食物
amentoflavone 穗花雙黃酮	銀杏
apigenin 芹菜素	芹菜、香菜
維他命 A	肝、蒲公英蔬菜、魚肝油、奶油、羽衣甘藍、花椰菜、蘿蔔、地瓜
carotenoid 類胡蘿蔔素	枸杞、胡蘿蔔、地瓜、杏桃、芥菜、羽衣甘藍、水田芥、百里香、芫荽、西蘭花、香菜
Coumestones 香豆素	苜蓿
curcumin 薑黃素	薑黃
DHA 脂肪酸	海藻魚油
維他命 E	麥胚芽油、向日葵油、紅花油、堅果和堅果油、棕櫚油
Ellagic acid 鞣花酸	藍莓、覆盆子、山核桃、枸杞、石榴、蔓越莓
Ellagic acid 鞣花酸	草莓
Epigallocatechin 兒茶素	茶葉
Genistein 金雀異黃酮	黃豆
indole 3 carbinol(I3C)	綠花椰菜、花椰菜、芽甘藍菜、芥茉、綠卷心菜、蘿蔔、甘藍菜
Isothiocyanates 異硫傾酸脂	花椰菜
kaempferol 山奈酚	銀杏、花椰菜、芥藍、大頭菜
naringenin 柚皮素	葡萄柚
Isothiocyanates 異硫傾酸脂	花椰菜
lycopene 茄紅素	番茄、西瓜、葡萄柚
luteolin 木犀草素	芹菜、綠椒、百里香、紫蘇、蘿蔔、橄欖油、薄荷、迷迭香、牛至
myricetin 楊梅樹皮素	黑醋栗
Omega-3 脂肪酸	見文章
pycnogenol 花青素	松樹皮
proanthocyanidins 聚合花青素	豆類、莓類、可可、堅果
Panox gensing 亞洲蔘	
quercetin 斛皮素或洋蔥素	洋蔥、茶類、蘋果、蔓越莓、銀杏、花椰菜、洋香芹、莓類
resveratrol 白藜蘆醇	
rosmarinic acid 迷迭香酸	檸檬、牛至、薄荷、迷迭香、鼠尾草、百里香
silymarin 水飛薊素	奶薊草
Sulforaphen 蘿蔔硫素	花椰菜、高麗菜芽、甘藍菜、芥藍、芥末、大頭菜、水田芥
tangeretin 桔皮素	柳橙皮
ursolic acid 熊果酸	蘋果皮、蔓越莓、蜜棗、羅勒、牛至、迷迭香、百里香
zeaxanthin 玉米黃質	甘藍菜、柳丁、豌豆
vanillin 香草醛	蠶豆類、香草

我的工作，主要是協助病患建立正確的飲食概念，讓病患學習如何掌握細胞變化，加上基本注射治療（包含排毒及免疫加強），合併生活及飲食的整合療法，一段時間後就能察覺腫瘤明顯的縮小，並持續讓毒素降到可接受的程度，使身體產生強大的自癒力，提升免疫系統，也就能免除癌症的轉移、擴散或復發。

鄭醫師相談室

■ 關於 NK 輸入療法：

「免疫系統」為身體防止病原體入侵，所構成的防衛性結構，主要由淋巴器官、淋巴組織、淋巴細胞、抗原呈遞細胞等組成，其中白血球作為人體最重要的防衛部隊。白血球成員包括：淋巴細胞 (lymphocyte)、巨噬細胞 (macrophage)、樹突細胞 (dendeitic cell)、自然殺手細胞（NK cell,natural killer cell）、細胞毒性T淋巴細胞（Cytotoxic T lymphocyte）等，建構人體的防禦系統，協助抵抗各種外來病毒的入侵。一旦接觸到癌細胞，淋巴細胞和 NK 細胞會攻擊癌細胞並殺死它。一旦免疫系統減弱，守衛門戶大開，將導致癌細胞發展、增生。

NK 輸入療法，即是將自然殺手細胞、細胞毒性T淋巴細胞，輸入患者體內，用以加強病患的免疫系統，當遇到腫瘤細胞，一個活化的 NK 細胞可摧毀二十七個致癌細胞。

8-2

免疫療法

癌症的心理導師賽斯（Seth）說：「如果沒有外在的干擾，身體可是以自行治癒疾病，但是你因為恐懼而害怕，這樣身體就無法恢復自己的治癒功能。」

一般人面對癌症時，心理的懼怕總是容易讓人喪失勇氣、放棄希望，還未挺身為己而戰，就已經頹喪失志，先行投降。

近代研究發現，只有自己能真正治癒無法被治療的疾病，尤其是面對癌症的時候，如果我們盡一切之努力，找對方法後持之以恆，過程中不失信心，就能戰勝任何疾病。

儘管事實上克服病痛是極困難的一件事，但並非不可能，因此，撰寫本書的最大意義，就是提供對的方法，帶領讀者懷抱正向信念，走向健康的人生前路。

癌症的療效屢屢因人而異，有時候花再的多錢也不一定有效，關鍵並不在於治療，而是病人的心；除了醫療本身，病人如果內心產生積極動力和能量，就能湧生自癒效果。

治療癌症往往是一個雙向的指標，結果是好是壞，端賴個人信念。

二〇一一年，我曾拜訪德國法蘭克福茱莉安醫師，看到他們如何有效地治癒病人，他說：「基本的生活飲食、運動確實達成以後，最好還要有『治癒的信念』，如果你擔心害怕，事實上會讓你復發，甚至走向死亡；反之，堅決去做該做的事，這樣癌症就在不自覺中消失了。」

免疫力下降是致癌元兇？

臨床報告顯示出，研究七十七名女性乳癌病人，發現其中二十一名產生免疫系統對抗癌細胞的作用，並且維持十二年不再復發，反之，剩下的五十六個病人沒有免疫反應，竟高達百分之四十一的癌症復發，導致死亡。

研究還提出，存活率跟腫瘤的大小、淋巴結的存在，以及惡性的程度其實並沒有正相關，主要是免疫系統決定了病人的存活機會。

此外，針對淋巴癌及白血病的研究，發現造成因素跟免疫系統低弱有關；慢性病人因為慢性病產生過量自由基，破壞了免疫系統，易致生癌變。

所以，一旦免疫系統下降，罹患癌症的機率就跟著上升。

長期的壓力對免疫影響系統最大，如果病人又合併睡眠不足，傷害就會更多。其實當壓力合併自由基時，如果適度的食用抗氧化物質，可以減輕這些反應。

當血中的β胡蘿蔔素、維他命A濃度較高的時候，可以抑制癌症的增生，所以吃素者，要留意維他命A和胡蘿蔔素攝取量。

睡眠方面，若能透過褪黑激素的使用，可以提升睡眠品質，改善內分泌系統，進而恢復免疫系統。

免疫療法介紹

目前免疫療法有兩種，一種就是輸入殺手細胞（NK cell,natural killer cell），在正常情況下，一個殺手細胞可以殺死二十七個癌細胞，但是在不健康的情況下則完全沒辦法，像是發炎或血中毒素很高的情形，可能就需要二十五個免疫細胞，才足以殺死一個癌細胞了。

另一種是所謂的細胞輸入療法，就是把血液抽出來，分離出樹突細胞（dendeitic cell）、淋巴球，把樹突細胞與特定的癌細胞加以培養刺激，如果能找到病人本身的癌細胞最好，然後送去培養，進而讓樹突細胞能夠辨認癌細胞，再把經刺激的樹突細胞跟淋巴球一起合併培養，這時候就會活化產生一個有效的淋巴細胞，包含記憶細胞、細胞毒殺細胞，再重新輸送到體內，就可以藉由辨認出癌細胞，而將其殺死。

白血球介紹

白血球種類	比率	功能
嗜中性白血球	62%	殺細菌，黴菌
嗜伊紅白血球	2.30%	殺寄生蟲，過敏反應
嗜鹼性白血球	0.40%	發炎反映
淋巴球	30%	
單核球	5.30%	分化成巨嗜細胞
樹突細胞		呈現抗原，活化淋巴球

淋巴球的種類與功用

淋巴球		功用
B 細胞		產生抗體
T 細胞	CD4	活化及協調 T 及 B 細胞
	CD8	毒殺細胞 - 病毒及癌細胞 抑制性細胞 - 免疫平衡
NK 細胞		殺病毒及癌細胞

樹突細胞主要能夠辨認外來侵入物，包含病毒、細菌還有癌細胞，採用免疫療法，則需要利用樹突細胞的特點，去加以辨識癌細胞或是病毒感染，當辨認以後呈現給淋巴細胞，進一步消滅病毒。

早期，細胞療法還未發展時，治療重點是加強胸腺細胞。胸腺是免疫系統的特殊器官，骨髓造血前趨細胞，即是胸腺細胞，成熟後會發展成T細胞，由胸腺移出，構成外圍T細胞。

因為人類胸腺從出生後到二十五歲，即會開始慢慢退化，到五十歲會漸漸減少，五十歲以上則胸腺逐漸萎縮掉，導致免疫功能減弱，抗癌效果降低，因此染患癌症的機會跟著提高。

德國目前發展出利用動物（如牛或羊）的胸腺打入病人體內，加強病人胸腺的機能，提高免疫系統，為德國癌症整合治療的必備療法之一。目前國內以口服的營養品，包括MGM3（門積門山）或聚醣體，來加強癌症病人的免疫力，提高抗癌能力。

免疫細胞病變原因

人之所以產生過敏或細胞病變等問題，都是因為免疫細胞穀胱甘肽(glutathione)在作祟。

不管是第一或第二型的免疫細胞，都是受存在黏膜和皮膚下樹突細胞的影響。當樹突細胞接受到外來刺激的時候，所產生介質反應，關係它走向第一型免疫細胞或第二型免疫細胞。

根據研究，轉變的過程中，就出在細胞內穀胱甘肽(glutathione)的含量，高的話，會走向第一型；如果低的話，則會走向第二型。

若是細胞轉向第一型免疫細胞，當病菌或寄生蟲侵入，將會活化吞噬細胞，產生出足量的一氧化氮、負氧自由基，來殺死那些侵入者，這是較具效率的方法。

反之，當細胞轉向第二型免疫細胞的時候，會產生過敏性的疾病，例如：神經性皮膚炎、大腸癌等，如果是因為細胞內感染，像是寄生蟲、病毒、黴菌等，因為細胞內缺乏足夠的一氧化氮，所以只能透過抗體反應，但此時卻沒辦法壓抑這些感染，所以體內的粒線體就會慢慢被破壞掉，造成能量耗弱，氧氣也會消失轉而進行無氧呼吸。

增強免疫營養補充品

■ β-聚葡萄糖

聚葡萄醣是D-葡萄糖所形成的多醣體，經糖苷鍵（Glycosidic bond）相連，聚葡萄醣種類主要有兩種：α-聚葡萄醣（肝醣及澱粉）、β-聚葡萄醣。

β-聚葡萄醣有纖維素、凝膠多醣、香菇多醣、地衣澱粉，可增強人體免疫力，採口服或注射方式。

β-聚葡萄糖，它是細菌酵母或菇類細胞壁所提煉，最有名的是1,3和1,6β-聚葡萄糖。早期的萃取比較粗糙，往往會合併一些副作用，目前萃取技術比較精緻。

β-聚葡萄糖能刺激巨噬細胞，保護身體免於干擾，強化自體免疫作用，好殺死外來的侵入者，例如細菌、病毒、癌細胞等。但是使用上要特別注意劑量，過低則無法達到效果，過高反而造成壓抑作用。

臨床發現，黴菌本身會產生β-聚葡萄糖，尤其是念珠菌感染，所以全身性感染的時候，因為β-聚葡萄糖產生過多，反而會壓抑免疫系統，這是臨床用藥需要注意的地方。

■ 胸腺萃取物

胸腺的萃取物，當身體的淋巴細胞從骨髓出來，會經過胸腺分化為成熟的細胞，包含第一型跟第二型，兒童時期胸腺旺盛功能強，到了五十歲左右慢慢衰退。衰退代表第一淋巴球的辨識能力和作用不完整，所以免疫系統跟著下降，容易得到感染或癌症。癌症病人需要補充胸腺，增加抵抗力。

補充胸腺可採用萃取口服，或如德國提煉成針劑施打。

德國自然醫學診所，把牛或羊的胸腺取下後，經處理再打到人體。

為了加強病人免疫系統，減少癌症的轉移及復發，在胸腺補充使用上，還需要搭配營養素，如維他命Ａ、胡蘿蔔素等。

■ 菇類

菇類，常用香菇、舞菇、靈芝等來抗癌。

舞菇以口服即可達到效果，香菇及靈芝則是需要經過萃取，才能

【抗癌小辭典】

在德國胸腺治療有兩類：

1. 活器官經處理直接注射，可能有感染的威脅，但效果最好。
2. 胸腺萃取後取胜肽 (peptide) 來使用，安全度高。

產生效能。日本臨床研究文獻提到，利用舞菇提煉D的萃取物或MD的萃取物，可以刺激、加強病人的自然殺手細胞和毒殺細胞。

臨床實驗結果，採用單獨或與化療合併使用，尤其是乳癌、肺癌、肝癌，都可達到不錯的效果。但若用於骨癌、胃癌及白血病等，效果會比較不明顯。

研究發現，肝癌病人用MD的分子萃取物，可達到腫瘤消失的效果。

另外對抗副作用來講，如果合併D的萃取物，可以減少化療的副作用，像是噁心、嘔吐、掉頭髮等，同時可使疼痛明顯減輕，提高存活率。

■ 乳鐵蛋白

乳鐵蛋白是一種抗癌物質，可從初乳和乳清蛋白中提取，作為保健產品，維繫人體免疫系統作用。

乳鐵蛋白主要經由腸道作用，刺激免疫系統，在人體中可跟鐵結合，減少鐵所產生的自由基，達到抑制癌細胞生長，同時刺激細胞（自然殺手細胞）吞噬的功能。

腸道的免疫系統占身體的百分之七十至八十，臨床證實發現能有效預防癌症的轉移。

另外，還可抑制發炎，發炎受到控制後，身體的不舒服感會明顯降低。

臨床病歷中，令家長、小孩害怕的腸病毒，如果媽媽有母乳的話，我都會建議先強化母乳的品質，再餵給患有腸病毒的小孩，不但可減輕症狀，同時可縮短病程，減少家長及小孩的痛苦，更確信未來**母乳**將適用於癌症的輔助治療。

■ 母乳初乳

人體母乳內含初乳，具有免疫保護的作用。

初乳的乳體蛋白和免疫球蛋白，可以促進胸腺作用，其中轉化生長因子β，可以改善腸道機能。

臨床上，嬰幼兒的嚴重感染病症，像是腸病毒或高燒不退時，臨床上，我會先調整媽媽的免疫機能，增加母體營養素，提升母乳品質，再餵食給嬰幼兒，就能達到不錯的效果。

■ 乳清蛋白（whey protein）

乳清蛋白是從牛奶提煉出來的，它有以下幾個特色：

1.可增強肌肉的營養。

2.由於富含高濃度的麩醯胺酸(glutamine)，對腦瘤或是腦部轉移的病人，比較不適合，使用前須特別留意。

3.可增加細胞裡面穀胱甘肽（glutathione）的量，具有抗氧化的能力。

研究發現，乳清蛋白其實在補充麩醯胺酸，目的是增加正常細胞的穀胱甘肽（抗氧化劑），使用時可以維持正常細胞，同時也避免化療的抗藥性產生。

■ MGN3

又稱門積門山，為免疫加強劑，主要來自日本保健市場。

台灣（康富生技）所代理 MGN3 就是米糠的萃取物，主要由兩、三種菇類進行培養，它富含多糖體的結構，除了能刺激免疫系統，尤其是自然殺手細胞，同時可以增加 γ 干擾素和腫瘤壞死因子 α，還有細胞間素2的作用。

平時一天劑量，大概二至四包，如果嚴重的話，需服用六包才會達到它的效果。每包劑量約為兩克，每日三到六包（大約為六到十二克），約兩個月後即能達到療效，待病情穩定後再考慮減低劑量。

■ 黃耆（Astragalus alpinus）

黃耆（Astragalus alpinus）具有幾個功能：

1. 刺激免疫系統，增加對抗癌細胞、病毒、黴菌、細菌的功效，屬一種天然抗生素。
2. 增加冠狀動脈的血流，改善心臟衰竭現象。
3. 刺激骨髓的幹細胞，恢復機能。

黃耆富含植物色素（formononetin）、葡萄糖醛酸，及其他植物醇，具有抗氧化功能。目前台灣已有針劑的開發。

■ 人參（Panax ginseng）

人參主要含有多重的人參皂甘，尤其是紅參的效果最佳。

根據研究統計，規律服用人參，致癌率比一般的人減少百分之六十，它能刺激自然殺手細胞，預防癌症的侵犯，並抑制血管增生，可以活化癌細胞的凋亡，使其分化成正常細胞，同時抑制癌細胞轉移。

另外，還可以改善記憶力，保護腦細胞。

服用人參，需要注意兩件事，一是可能會造成亢奮，不易入睡，所以盡量於早上服用；第二是會導致血糖降低，因此可適度的降低血糖，只要不過低，對發炎的抑制具有一定療效。

飲食治療概念

癌症治療除了生酮飲食的概念外，也要限制熱量的攝取。

透過熱量的限制，可以抑制癌細胞的血管增生作用，另外，限制熱量可以促進癌細胞的凋亡；它比起使用化療造成癌細胞的死亡，是一個比較理想的方式。

同時熱量限制，可以抑制 NF-κB 作用，減低引起發炎機轉的蛋白質生成，當熱量限制以後，NF-κB 的活力會受到降低，發炎反應跟著受到抑制。

以抽血為例，如果血中葡萄血糖能維持在六十毫克/分升 (mg/dl) 上下，就可以達到最好的治療效果。

如果病人覺得飲食控制很痛苦的話，我會對病人的治療稍微調整，比如說將熱量的來源改為中鍊脂肪酸，像椰子油，或是亞麻仁籽油及向日葵的混合油，利用飲食及熱量的比例控管，從而癌細胞抑制。

好菇抗癌多多

某些常見的菇類具有抗癌作用，像是蘑菇、香菇，另外袖珍菇、杏鮑菇、金針菇則是可以刺激免疫系統，尤其以日本舞菇刺激免疫力效果最強，研究結果顯示，香菇的萃取物，最有效是來自於秀珍菇和杏鮑菇，再來是金針菇和香菇，兩者在作用上有一些差別。

日本研究發現，養殖金針菇的農夫，由於經常服用菇類，因此罹患癌症的死亡率有明顯下降的趨勢，相繼研究顯示，各種菇類都含有多醣類（Polysaccharides），其中主要成分為香菇多醣體（Lentinan），其中又以靈芝含量最高。

多醣體能加強免疫系統，在癌症病人身上，可增加白血球的活力。

【抗癌小辭典】

核因子活化B細胞κ輕鏈增強子（NF-κB，nuclear factor kappa-light-chain-enhancer of activated B cells），控制DNA轉錄的蛋白質複合體。

NF-κB被證實與發炎、感染、癌症，及自身免疫性疾病有關。在腫瘤細胞當中，其活性相當活躍，若能阻斷NF-κB，便可令腫瘤細胞停止增殖、擴散。

早期使用時，能有效控制癌細胞，附著於巨噬細胞上，加強辨識病菌功能，提升人體免疫力，達到抗癌療效。

臨床證實，多醣體運用在治療胃癌跟大腸癌，明顯有抑制腫瘤的效果。

日本尚有一種多醣體萃取物 PSK，目前常使用於合併化療，在治療大腸癌效果十分顯著。

海草的利用

大海裡面也富含抗癌的天然植物，像是常見的昆布、海帶芽、紅皮藻，這些植物當中的 omega-3 和 omega-6 比例為一比一；但紅皮藻的 omega -3 佔的比例比較高，抗癌功效類似於黃豆，可以對抗依賴荷爾蒙的癌症，像是乳癌、子宮內膜癌、卵巢癌、攝護腺癌等。

對於仍在經期中的婦女來說，它可以延長月經週期，若是罹患乳癌、大腸癌、皮膚癌，可有效減緩癌細胞繁殖的機會，其中最特別的是含有褐藻糖膠（Fucoidan）。

菇類的抗癌作用（由強至弱）

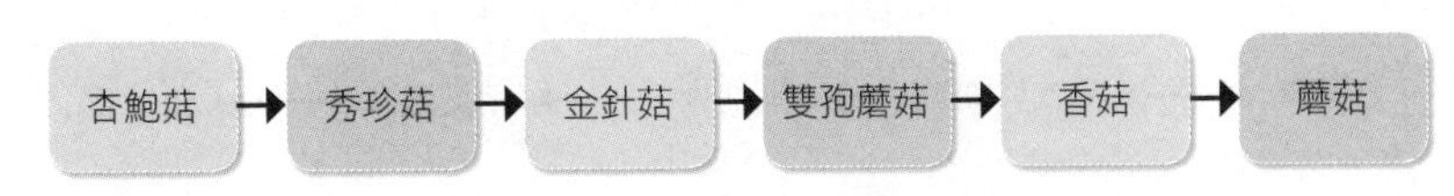

褐藻糖膠（Fucoidan）是一種「岩藻糖」多醣類，海中植物幾乎都可以找到其蹤跡，尤其是昆布和海帶芽濃度最高。

研究顯示，褐藻糖膠具有強韌的生物活性，能造成癌細胞的凋亡，減少化療副作用傷害，同時對免疫細胞能有加強作用，提升人體自癒力。

另外，還有一個成分叫褐藻素（Fucoxanthin），主要是黃色的色素，為水溶性食物纖維，它的顏色跟濃度有關係，從綠色到紫色都有，屬胡蘿蔔素的其中一種。

褐藻素以海中植物居多，對攝護腺癌細胞的抑制效果最好（其次是菠菜中所含的另一種胡蘿蔔素的成分），它可以誘導癌細胞的死亡、抑制血管增生與癌細胞的轉移作用。

同時對於慢性病患者來講，可以調降高血糖和促進傷口的癒合，因此可以改善癌症病人生活的品質。

各種色素對癌細胞的抑制作用（由強至弱）

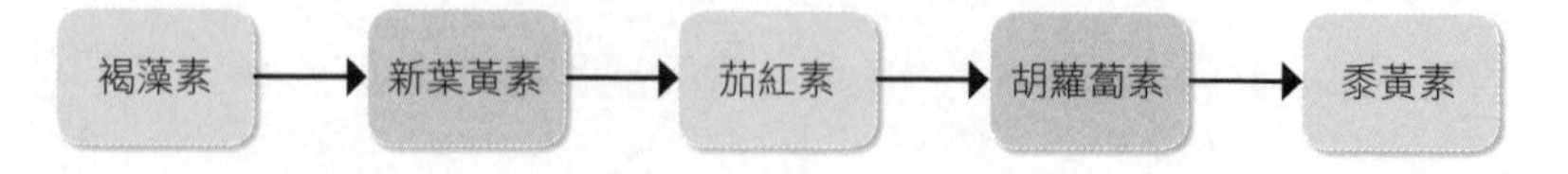

蛋白質補充不可少

關於蛋白質的補充，某些醫學理論告知癌症病人不宜接受蛋白，但是根據臨床研究，目前偏向適度的使用，可以食用無毒的魚類，像是捕自乾淨海域的鮭魚；或以有機家禽肉為主，像是雞、鴨；其次才是牛肉、豬肉儘可能不吃。

因為一般認為不應該過度食用紅肉，但處理紅肉時，原則上以輕度烹調為主，利用燙熟、蒸熟方式，以免改變肉質內的抗氧化酵素及營養。

另外，除非明顯對蛋過敏，不然適度食用有機水煮蛋，Omega-3的蛋更好（一至兩顆），再配合好油的使用，就能維持病人的營養需求。

食用無毒的有機蔬菜、水果

預防身體氧化，平日應多多攝取蔬菜及合適的水果，提高膳食纖維的基本量。讀者可以參照附表，評估各種水果的葡萄糖和果糖的含量，調整飲食攝取。有些水果可能果糖不夠，但葡萄糖偏高，因此就是不理想的比例。

癌症病人如果一定要吃水果，就盡量挑選含糖量低，升糖作用低的水果，像檸檬、萊姆、葡萄柚這一類，不過水果攝取盡量不要單獨使用，必須跟蛋白和油品合併。

另外水果食用量，基本上不要超過一個手掌握拳的大小，免得升糖作用太強，促進癌細胞的生長。

因此，飲食上應重在蔬菜的攝取。特別是十字花科，像是花椰菜、芥藍菜、高麗菜芽等，還有洋蔥、大蒜，這些都具有抗癌效用。

常見的青菜，除了菠菜含有大量草酸，不能與含鈣食物一同食用外；一般而言，葉菜類只要屬無毒有機，都可以多多食用，盡量選擇各種各類、廣而豐富。

此外，還有堅果類，包括無毒核桃、杏仁等，但不宜過度調理，可買回生堅果自行去殼食用，減少二度加工。

二〇一三年美國傳出要求立法，強制廠商應公開標示杏仁的處理過程，經由化學處理雖然簡單又省錢，但此舉會殘留致癌物，長期大量服用，反而身陷其害。堅果需以密閉容器妥善保存，變質的堅果會產生自由基，反而不益人體健康。

食物中的醣類／糖分比例對照表

水果	全醣類	葡萄糖	果糖	蔗糖	代謝果糖
香蕉	15.6	4.2	2.7	6.5	6
芒果	14.8	0.7	2.9	9.9	7.9
蘋果	13.3	2.3	7.6	3.3	9.3
鳳梨	11.9	2.9	2.1	3.1	3.7
奇異果	10.5	5	4.3	1.1	4.9
梨	10.5	1.9	6.4	1.8	7.3
紅石榴	10.1	5	4.7	0.4	4.9
柳橙	9.2	2.2	2.5	4.2	4.6
西瓜	9	1.6	3.3	3.6	5.1
哈密瓜	8.7	1.2	1.8	5.4	4.5
桃	8.7	1.2	1.3	5.6	4.1
藍莓	7.3	3.5	3.6	0.2	3.7
楊桃	7.1	3.1	3.2	0.8	3.6
葡萄柚	6.2	1.3	1.2	3.4	2.9
番石榴	6	1.2	1.9	1	2.4
草莓	6	1.2	1.9	1	2.4
木瓜	5.9	1.4	2.7	1.8	3.6
草莓	5.8	2.2	2.5	1	3
檸檬	2.5	1	0.8	0.6	1.1
菠蘿蜜	8.4	1.4	1.4	5.4	4.1
奇異果	10.5	5	4.3	1.1	4.9
檸檬	2.5	1	0.8	0.6	1.1

單位：克葡萄糖 /100 克，代謝性果糖包含果糖及蔗糖，影響身體代謝
註：改良過的水果即不適合癌症病人使用。

■十字花科（Brassicaceae）：抗癌力

十字花科為植物的分類，是自然界中最繁多的植物類型之一，包括芸薹屬、蘿蔔屬等。由於蘊含異硫氰酸脂（Isothiocyanates）、吲哚（indoles）等成份，被證實具有良好的抗癌作用。

高麗菜屬包含各種顏色的高麗菜、綠花椰菜、白花椰菜、高麗菜芽、無頭高麗菜、芥藍菜等，富含大量植化素，具有抗癌功效。

它們的抗癌成分主要以硫代葡萄糖苷(glucosinlates)為主，透過酵素分解作用，釋放異硫氰酸脂（Isothiocyanates）或是吲哚（indoles）這類的成分，可抑制癌細胞和腫瘤的生長。

植物中硫代葡萄糖苷的含量，最高含量是高麗菜芽、球芽甘藍；再來分別是芥藍菜葉、水田芥、紅白色高麗菜、花椰菜等。

這些植物經過咀嚼以後，會釋放出蘿蔔硫素（Sulforaphen），會因烹調而減弱，因此建議以蒸煮為主，避免水量太多，以便維持蘿蔔硫素的含量。

花椰菜的蘿蔔硫素含量最高，驅動身體排毒作用，減少致癌物沉積，亦能降低癌細胞的大小及數量，並刺激癌細胞的凋亡。針對大腸癌、攝護腺癌、部分急性淋巴病、白血病等，具有不錯的療效。

另一種成分為異硫氰酸苯乙酯（PEITC），水田芥跟中國大白菜裡富含這種成分，它可刺激細胞的凋亡，對於食道癌、胃癌、大腸癌、肺癌、攝護腺癌等，都有療癒效果，並保護身體免受煙害。此外，亦能代謝女性荷爾蒙，所以能防止子宮頸癌、乳癌等病症。

■ 薑黃素（curcumin）：抗發炎

是從薑黃根莖提取出的黃色色素，屬多酚類。

除了作為天然色素、食物染色劑，亦有廣泛的藥理作用，如抗氧化、抗發炎、降血脂、抑制腫瘤等。

癌症從啟動—促進—增生—轉移的進程，每個過程都會產生相當多的機轉，在轉化過程當中，薑黃素能針對每個機轉產生防堵作用。

以薑黃素來講，對抗癌症方面，能夠對抗發炎機轉、酵素作用、癌細胞生長因子等。

所以不管病人是否正在進行化療，除了特別禁忌外，薑黃素可以作為合併療法，增加治療的效能。

由於薑黃素可以啟動粒線體內「氧化磷酸化」的細胞色素，讓呼吸傳遞鍊的細胞色素活化，恢復粒線體的作用，使癌細胞自動凋亡。

此外，薑黃素對於攝護腺癌，亦有對抗機轉的效果。

鄭醫師相談室

薑黃素的功效是多方面的，如下說明：

1. 發炎因子的抑制，包含細胞間 IL-1、IL-2、IL-5、IL-6、IL-8、IL-12、及 TNF-α。
2. 抑制酵素作用，如 COX-2、5-LOX。
3. 抑制激酶作用，如 PKA、JAK。
4. 抑制生長因子作用，如 VEGF、EGF。
5. 抑制轉錄因子，如 NF-κB、HIF-1。
6. 抑制接受體表現，如 ER-α、H2R。
7. 抑制其他因子表現，Bcl-xl、Bcl-2。
8. 增加抗癌因子，如 p-53。

■米蕈：免疫力

近期新興的米蕈的免疫療法，經醫界、食物營養學界大量證實，確實可以增強人體免疫力，提高殺手細胞的三倍活性，增加抗細胞和抗病毒的淋巴球。

在提高細胞素的作用上，長期使用並不會失去有效性，也就是說它可以持續維持功效。臨床用於癌症治療時，可作為一個輔助品，減少癌細胞復發，並延長存活期，也能減輕治療期間的疼痛、降低癌指數、控制腫瘤大小。

另外像慢性的病毒感染，如愛滋病、B型肝炎、C型肝炎，或是細菌感染、降低過敏病，也都具有一定效用。

米蕈是由美國曼德．哥納姆醫師（Dr.Mamdooh Ghoneum）所研發出來的免疫調節劑，透過日本大和藥品公司生產，主要是利用蘑菇酵素來分解米蕈，而產生的多醣體複合物，稱為阿拉伯木聚醣（arabinoxylane），用於癌症輔助療法、調控血糖，有項對抗病毒感染，可針對身體情況調整劑量。

米蕈在使用上並沒有特別禁忌，但最好是在飯後半小時內服用。

日本為了深入研究癌症的輔助療法，曾利用米蕈作為氣喘病臨床研究，發現米蕈能夠大大降低氣喘病人白血球，長期抑制癌症病人的發炎機轉，可確實作為預防慢性病及癌症的產生。

德國普法伊爾博士（Dr L. Pfeifer）研發「草本療法（phototherapy）」報告指出，利用米蕈、草本營養品 Prostasol 及薑黃素的合併使用，能有效控制前列腺素癌。

另外，米蕈能抑制高血糖，不過它的機轉跟一般纖維作用不太一樣。

日本愛知大學的大原鬱夫博士（Dr. Ikuo Ohara），他研究發現，餵食米蕈的老鼠，不但血糖會降低，膽固醇跟脂肪酸也同步降低，它的作用可能來自於，米糠中裡面的水溶性半纖維質，除了進到腸道改變腸胃道黏性，可降低並延緩醣類的吸收，進而協助胰臟功能，改善血糖的控制。

8-3

如何提升粒線體能量

粒線體（mitochondrion）的代謝，主要是以產生ATP（三磷酸腺苷）為重點，透過物質進入細胞膜及粒線體膜內進行的一連串反應，使粒線體得以產出ATP，提供細胞能量所需。

一旦粒線體發生故障，這個連鎖反應就會失常，導致ATP無法正常製造，當ATP數量不足供給細胞使用，身體就會出毛病。

關於粒線體的相關作用與功能，可參閱本書第三章〈第二道防線：細胞異常的變化〉。

能量不足對身體的影響

一旦形成慢性能量不足，毒素侵襲將導致胸痛，所以運動或活動的時候，ATP 製造不足，使肌肉的血流不足，而產生乳酸堆積，造成持續疼痛，此時要留意心臟相關病變。

心臟方面，一旦傳導機能受損，會出現心律不整、瓣膜回血的現象等。

病人因為心肌功能降低，對運動忍受度也大為降低。而癌症病人因為粒線體失調，致使身體的病變加劇。

皮膚方面，皮膚的末梢血流降低，導致身體對熱的容忍度變差，身體為了代謝，造成甲狀腺功能低下，以減少熱的產生。如此反復，導致病人加倍疲勞。更由於末端的血流不足，變成無法將毒素（重金屬、殺蟲劑、有機化學）藉由出汗排出，在病人身上造成惡性循環。

腸道方面，會使機能失調，消化系統變差，形成所謂的腸漏症。

腸漏症致使吸收不良，無法完全清除蛋白結構，進入體內，造成身體敏感與發炎，加重肝負荷，當肝的機能失調，更引發全身性過敏，降低自體免疫反應。

腦部受到影響時，不僅造成反應遲鈍、應變遲緩，連帶對事情思考及判斷能力降低，甚至情緒因此變得焦躁不安，嚴重影響生活品質。

如果現象長期持續的話，就需要借助藥物來減輕症狀，不過長期服藥的結果，可能會走向憂鬱，甚至記憶衰退、老性癡呆的風險。

「鄭醫師，是否有更容易檢測症狀的方式？」

「可從出汗的頻率來看。」

根據臨床病歷歸納，粒線體代謝失常，症狀幾乎都是疲勞、記憶力衰退、頻尿，比較特別的是，這些病人都不會出汗。

他們因為沒辦法出汗，導致系統漸漸失調，可能再過幾年身體就會出問題了；因此，我會建議病人從飲食、排毒、生活作息做改變，只要調理到正常出汗，就代表情況慢慢在改善。

所以癌症病人需要製造出汗的機會，不管是透過走路、運動、喝水，就是要流汗，才能有效恢復自癒力。

「鄭醫師，可是為什麼ATP會不足？我們又要如何補充呢？」

ATP經粒線體製造後，會因消耗而轉變成ADP、AMP，致使能量逐漸全數耗盡，這時候人會覺得疲勞、痠痛，原因就出於ATP的不足。

一般身體有代償機轉，知道 ATP 不夠時，會在細胞質進行無氧發酵，亦即從葡萄糖變成丙酮酸，再進入到乳酸，乳酸製造出來，透過血液回到肝臟，再轉成葡萄糖。

當葡萄糖轉變成丙酮酸，才得製造出兩個 ATP，不過要將肝臟裡面的乳酸轉成葡萄糖，卻需要六個 ATP 才能執行，一旦 ATP 不夠，乳酸則無法轉化成葡萄糖，導致身體痠痛時間持續拉長。

所以能量不足，會讓人陷入長期疲勞。

因為癌症細胞是行「無氧呼吸」，但是正常細胞的粒線體尚在，當病人接受化療以後，破壞了所有的粒線體功能，導致 ATP 的製造及氧化磷酸化的作用受損，癌症病人就會產生持續疲倦現象。

因此一旦病人感覺疲累倦怠時候，就需要適度補充葡萄糖、胺基酸、脂肪酸、肉鹼、五炭醛糖等，來維持身體能量所需，如果是癌症病人，就要**避開葡萄糖的攝取**，以生酮飲食為主，還要**足夠的休息與輕度的運動**，讓粒線體的功能有恢復的機會，如有必要可提供各形式的**能量補充**，如光線，音樂，量子能量儀之類，提升身體能量，使粒線體恢復正常。

提升粒線體能量

恢復 ATP 正常數值的最快方法，就是補充五炭醛糖（D-ribose,D 核糖），一天約十五克需求量，可讓體能快速恢復。

健康的朋友，還可以將五炭醛糖與適量的咖啡、茶葉合併食用，但要特別注意咖啡因的安全攝取量。

以下特別舉出幾種提升粒線體能量的營養素，提供讀者參考：

■ 菸鹼酸（Niacin）

又稱菸酸、維他命 B_3、維生素 PP，在進行檸檬酸循環的時候，會產生 NADH，NADH 會協助氧化磷酸化的反應，產生能量 ATP。同時，菸鹼酸也協助細胞 DNA 修復、腎上腺激素的生成。

不過當菸鹼酸不足時，就會導致代謝過程障礙，連帶無法傳導細胞信號、修護 DNA，以及合成膽固醇。

經醫師評估後，可固定補充菸鹼酸，每天的用量大約在五百毫克上下。

■肉鹼（Lcarnitine）與Q10

肉鹼透過生物所合成，從氨基酸的賴氨酸（lysine）和蛋氨酸（methionine）產生出來，協助運送脂肪酸進入粒線體代謝，進而產生能量ATP。

肉鹼作為營養補充劑，主要來自肉類的攝取。每天需求量大約兩克。

至於Q10的補充，Q10亦是協助粒線體代謝的重要因子，一旦粒線體能量不足，每天補充劑量約三百毫克，一天可分三次服用，持續約三個月後，劑量可降到一百毫克。

Q10在水中的溶解度極低，因此需要經過特殊處理模式，才能讓人體吸收，奈米級的Q10，就可以為人體百分之百的有效利用。

■鎂（Magnesium）

當長期疲勞症狀出現，多數和細胞內「低鎂」有關係；因為鎂跟ATP的製造相關聯，鎂可以釋放能量，也是構成氧化磷酸化的重要因子之一。

維持足夠的鈣、鎂含量，就能維持鈣、鎂的幫浦運作，簡單來說，細胞內低量的鎂，是造成身體疲勞的原因，也影響粒線體運作功能。

當細胞內的鎂下降到〇點七四，就代表罹患低鎂現象。

鎂的補充較不容易，比較快的方式，是每天口服攝取三百毫克，若身體負荷得了，可提高至六百毫克。

臨床方面，可利用肌肉注射，必須經由醫師監控以避免副作用。經醫師確診後，使用百分之五十的硫化鎂注射液，每個禮拜至診所施打二毫升，若第一次注射產生疼痛感，可改採每天〇點五毫升，施打兩個月後，再慢慢調整劑量。低劑量對於病人的忍受度較好，這是臨床使用的技巧。

此外，鎂還可以降低神經系統的亢奮，讓身體系統緩和下來，減輕病人的焦慮不安。

細胞膜修補

癌細胞產生，主要是經年累月食用不良脂肪酸的影響，導致細胞膜長期受到破壞，形成癌細胞。

中式烹調常使用高溫、油炸，或是麵包、餅乾等，內含大量反式脂肪、化學毒素與防腐劑，這些不均衡的脂肪酸比例，都會造成細胞膜的病變，產生一連串不良反應。

同時破壞粒線體運作，使氧化磷酸化無法正常進行，能量ATP無法製造，造成細胞失調。

飲食上，可藉由正確比例一比四的Omega-3和Omega-6的脂肪酸，提升細胞膜上磷酸膽脂的濃度，讓細胞膜恢復正常，並與短鏈的脂肪酸Butyrate合併使用，可協助細胞膜上長鏈脂肪酸的代謝，重新激活粒線體功能。

■細胞膜研究

最新醫學研究發現，當細胞膜發生障礙的時候，會發出錯誤訊息給DNA，影響蛋白的傳遞程序，造成能量供給失常，蛋白數值會發生不當的升高，如果能把異常細胞膜修補妥善，才能恢復蛋白的平衡狀態。

如同布魯斯·利普頓（Bruce lipton），將細胞膜比擬為我們平日所使用的鍵盤，當鍵盤一傳送訊息，DNA假設是人類的硬體，傳送訊息以後讓硬體去運作，所做出來的動作，就是身體細胞的各種反應。

癌症病人就是因為長期處於細胞膜異常，造成的能量傳送失衡，所以不管打算做任何治療，都必須先努力修補細胞膜，恢復細胞的正常運作與代謝，才能達到治療的效果，也才能真正抵禦癌症、戰勝癌症。

布任斯基博士（Dr. Burzynski）醫師研究指出，癌症患者的細胞膜處於異常狀態，導致無法產生蛋白讓細胞發揮作用，也就是本書一再陳述的粒線體失調現象，發生檸檬酸循環和氧化磷酸化的機能無法運作，造成 ATP 無法順利生成。

同樣地，德國邁瑞德．米爾茲醫師（Dr. Meinrad Milz）醫學報告亦說明，病人在接受化療、開刀後，只要細胞膜功能得以維持，病人就不會有掉髮情況，也能免於癌症的死亡，只要整合療法的環節處理恰當，就能真正「拒絕癌症」。

因此，若想要治癒身體，請先從修補細胞膜入手。

8-4

生活中的營養保健

西方的西格拉底（Hippocrates）是最早提出營養補充品概念，他提出：「讓食物成為醫學，讓醫學成為食物。」

當營養失調時，系統會產生基因病變，因此往往就會造成癌症。所以要提供身體均衡的營養，所謂的均衡營養，就是脂肪、蛋白、醣類各不偏廢，同時兼顧到纖維質、維他命等營養元素，可以改善身體的狀況，使身體恢復健康，產生抗癌力。

此外，在飲食無法立即到達的深度，可以藉由補充品的協助。

營養補充品主要是功能性的食品、醫學食品及一般的農產品；天然食物富含許多人類所需的營養素，其中包含蔬菜和水果類（低糖份），如果配合得當，就能有效抗氧化。

營養補充未來將走入兩個面向，一是調節免疫作用；一是抗血管增生作用，使癌細胞無法產生和擴散。

簡單的說，對的營養品就像是開關，可以關掉致癌；錯的飲食，則開啟了致癌機制。

不過，有時過量的營養保健品，反而有礙健康，像是維他命A、抗胡蘿蔔素等，劑量過高，會產生副作用。

因此使用營養補充品，我比較建議採用類似「雞尾酒配方」，混合廣泛的攝取，不長期固定或單單只吃同一類食物。

由於天然植物會因受到陽光、蟲害的傷害，而自行產生抗菌、抗發炎、殺蟲等的防禦作用，因此若是沒有使用農藥，植物內的抗菌和抗氧化成分會更強。

同時含硫蔬果可以補充抗氧化系統，像蒜頭、高麗菜這一類；柑橘類則含有柑橘果膠(citrus pectin)，它可以排毒和抗發炎，這是生活和飲食上的重點。

抗癌與營養補充品

「鄭醫師，市面上眼花撩亂的保健品，該如何選擇？」

選擇營養保健品，主要考慮下列作用：

1. 是否會影響腫瘤侵犯與轉移。
2. 是否會抑制生長因子接受體。
3. 能抑制發炎和酵素機轉。
4. 轉入因子的抑制。
5. 能抑制化療性抗藥。
6. 過度凝血抑制，提供癌症病人提高凝血作用。
7. 抗女性荷爾蒙，像大豆異黃酮可以抑制女性荷爾蒙的作用。
8. 制菌作用，像薑、大蒜這種對腸道的異常菌種有抑制的作用。
9. 調節免疫力，像是多醣體對免疫有調節的作用。
10. 抑制癌細胞的訊號。
11. 堵殺癌細胞。
12. 擾亂癌細胞結構。

13. 抑制肝的毒素代謝：第一階段為肝解毒作用，讓毒素的產量降低；第二階段就是讓毒素變成水溶性，使毒素就從小便或膽汁排出。

總而言之，選購保健食品是希望我們所補充的食物，能夠發揮功效，讓癌細胞停止作用，同時避免造成升糖作用，免得癌細胞得到再次生長的機會。

例如像大豆異黃酮跟 Tamoxifen 的作用類似，都是占據接受體，抑制荷爾蒙的作用，讓荷爾蒙無法刺激腫瘤細胞的生長。

另外，使用營養補充品，需要長期觀察，對於副作用才會有比較清楚的輪廓；補充合成保健品，則屬於短時間的製造，因此它所造成的副作用，更需要追蹤。

天然食物抗癌性一覽表

	降低致癌性	抑致癌生長	癌細胞凋亡	抑制血管增生	免疫加強
綠茶		v		v	
薑黃素		v	v	v	v
黃豆		v	v	v	
十字花科	v	v	v		
洋蔥蒜頭	v	v	v		
葡萄莓類	v	v	v	v	
柑橘類	v	v			v
蕃茄		v			
Omega-3		v		v	
黑巧克力		v			

營養保健品主要是補充、恢復身體機能，因為營養缺乏時候，會造成身體的功能失調，提供足夠營養素兼具抗衡作用，達到理想的治療效果。

■ 香草科

「習慣頭戴香草的屈原，原來早知道香草不只有裝飾的功效？」

市面上有些香料，也有不錯的抗癌效果。德國學者朱莉安．薩赫博士（Dr. Juliane Sacher）就建議除了綠色的蔬菜汁以外，更強調用香草打成汁，具有抗發炎、抗癌、抗菌的三重功效。

所以經常滋生病菌的地方，像是口腔、食道、子宮頸、胃、大腸等等，都能利用香草汁液，當作輔助食材。

自然抗癌植化素	
薑黃類	薑黃素
藍莓	藍紫色花青素（Delphinidin）
草莓	鞣花酸（Ellagic acid）
綠茶	兒茶素（Epigallocatechin-3-gallate）
黃豆	染料異黃酮（Genistein）
番茄	茄紅素
葡萄	葡萄藜醇
柑橘	檸檬油精（limonene）
蒜頭	二烯丙基二硫醚（Dilly sulfide）
高麗菜	吲哚 3 甲醇（Indole-3 carbinol ）
花椰菜	萊菔硫烷（Sulforaphane）

例如薑含有薑黃素，還有薄荷、羅勒、迷迭香這一類，或是洋香菜、山葡萄、茴香等等香料，雖然看起來並不起眼，但是它們的抗癌效果卻是極佳。

因此，請不要輕忽這些小草的重要性。

香草植物的作用比較

香草	主成分	抗發炎	抗癌性	抗菌
薑黃	薑黃素	v	v	v
薑	薑酮醇	v	v	v
紅辣椒	辣椒素	v	v	v
丁香	丁香（油）酚	v		v
唇形科	熊果酸	v	v	v
	紫蘇酸		v	
	檸檬酸	v	v	
	香芹酚		v	v
	麝香草酚		v	v
	鼠尾草酚		v	
	木犀草素	v	v	
散形科	茴香烯	v		v
	芹菜素	v	v	v
	聚乙炔	v		v

註：

1 唇形科有：薄荷，百里香，牛至，羅勒，迷迭香等。

2 散形科有：楊香菜，胡荽，小茴香子等。

■ 丁酸酯誘導大腸癌細胞凋亡

丁酸酯（Butyrate）為短鏈的脂肪酸，羊奶或奶油裡，都含有丁酸酯，主要能提供大腸細胞能量。

丁酸酯單一或合併 DHA，可作為癌症治療的補充營養品，避免致生大腸癌。

另外，丁酸酯可以促進脂肪酸代謝，抑制大腸細胞發炎等相關病症。

■ Avemar 調節免疫力

目前醫療新發現 Avemar（美國稱 AWGE）會影響癌細胞代謝，是由匈牙利科學家馬蒂．希德基（Máté Hidvégi PhD）於一九九〇年所研發，經由小麥胚芽與酵母菌發酵培養出來的萃取物。

它主要成分為植物醇類 -Benzoquinone，能調節免疫系統，抑制癌變。

由於正常細胞含有 MHC-1 細胞標記，免疫細胞不會將其摧毀，而癌細胞一樣會出現 MHC 細胞標記，逃掉免疫細胞的攻擊，Avemar 能減少癌細胞產生 MHC-1 標記，使免疫細胞能正確摧毀它。

因為癌細胞需要PARP（多聚二磷酸腺苷酸核糖聚合酶）供給養份，但PARP會被Avemar所抑制，因此就能截斷癌細胞的能量來源，使其死亡，有效達到抑制癌細胞的擴散。

■ 維他命D

在癌症治療上，維他命D是不可忽略的營養素之一，屬脂溶性維生素，可從食物當中補充，人體亦可經由適度的陽光曝曬自行合成。

它可以抑制細胞的發炎機轉，促使癌細胞凋亡、分化，也能抑制女性荷爾蒙生成，減少芳香酶（aromatase）的作用。

如果缺乏維他命D，會增加乳癌的復發及死亡率；而維他命D足夠的話，可以有效治療腦部腫瘤及攝護腺癌。

三十年前我曾有一個成功的病例，在台中榮總急診室值班的時候，一個七、八歲的小朋友，被送來急診室緊急輸血。

檢查後，我發現他得了骨髓纖維化，意即骨頭髓傳質裡面都是纖維的組織，導致沒辦法製造血球，所以每一、兩個禮拜就必須回來輸血。

當時，我便覺得應該盡一份力，事後便去翻閱文獻，當時尚沒有網路，所以我就一本一本的查閱醫書、報告，結果發現維他命D可以用來改善。

徵得主治醫師的同意以後，我就給病人服用維他命D，發現病人吃了兩週，不再需要輸血了；服用一個月後，就恢復正常了；經過半年的補充後，確認不再復發，就停止補充。

所以一個小小的維他命D，居然救了一條寶貴的生命，也救了一家人的希望，維他命D驚人的效果，在我心中留下不可抹滅的實例。

不過，維生素D過量，也會產生副作用，將導致高鈣血症，症狀有：厭食、噁心、嘔吐，其次是多尿、煩渴、乏力、失眠、精神緊張、皮膚瘙癢、腎功能衰竭、蛋白尿、氮質血症、轉移性鈣化等。

所以在使用時，最好還是留意劑量，並先徵詢專業醫師的意見，比較安全。

■ 蛋白補充

癌症病人部分因為營養不良，又受到飲食限制，不適合蛋白補充，或是因為吃素的關係，導致蛋白質吸收不足，這時候就需要多攝取優質的乳清蛋白。

但是如果病人因宗教信仰需要全素飲食，就可考慮補充植物性的高蛋白，如堅果及蔬菜裡的蛋白質成分，必要時還可進行氨基酸注射，提升病人的精神與抗氧化力。

乳清蛋白來源是從紐西蘭的牛乳萃取出來的 BioPure Protein，比一般的牛奶和蛋來得高，它提供 α - 乳糖白蛋白、β - 乳糖球蛋白，可與脂肪酸結合，裡面含硫的氨基酸有半胱氨酸（cysteine）、蛋氨酸（methionine）。

其次，它含有白蛋白，可減少水腫，乳鐵蛋白（lactoferrin）可跟鐵結合，除掉腸道有害的病菌；乳鐵過氧化酶（lactoperoxidase）可與過氧化氫結合，抑制病菌在腸道的存活率；免疫球蛋白、麩醯胺酸（glutamine），可提昇身體免疫力。

臨床實驗，在二十個年輕人身上，連續補充乳清性蛋白二十天，百分之十六到百分之二十三的人，可以提高 CD4 淋巴細胞。

如果連續八週天天給予病患二十顆的乳清蛋白補充劑，有百分之五十九的病人可以增加體重，活化身體機能。

因此，癌症病人如果遇有營養不良，除了攝取纖維、各種有機蔬菜之外，補充優質的蛋白，不失為理想方式，尤其對素食的病人，適度營養補充，才不會造成營養失衡。

調整荷爾蒙

歐美國家的頭號癌症殺手：攝護腺癌及乳癌，近年由於飲食西化影響，台灣也步上這股趨勢。

這些病症都是荷爾蒙的調控出了問題。一般治療不只是化療，病患還要知道哪些會影響荷爾蒙：

1. 避免女性荷爾蒙食物，尤其注意養殖的肉類跟乳製品。因為會畜養會用很多的荷爾蒙來促進生產，所以盡量選擇有機食品，如果找不到有機，就將攝取減到最低。
2. 減少環境荷爾蒙的各種化學物，像塑化劑還有農藥問題；這些都含有荷爾蒙，會刺激癌症發生。
3. 薑黃素可以減少環境荷爾蒙對乳房的作用，可以預防和治療癌症。
4. 十字花科，像鞣花酸（Ellagic acid）、indole 3 carbinol可以改善女性荷爾蒙代謝，十字花科可以促進形成比較有益的女性荷爾蒙。
5. 亞麻仁籽，它可以抑制芳香酶（Aromatase），減少形成女性荷爾蒙，降低雌激素的致癌作用。

6. D-glucarate 可抑制「β- 葡萄醣醛酸酶（β- glucuronidase）」，減少毒素及雌激素吸收與不良作用。再來就是多吃纖維高的蔬菜，減少便秘。（由於便秘會增加腸肝的壞循環，增加女性荷爾蒙吸收，同時增加腸內菌種製造 β- glucuronidase。）

最後，就是益生菌，因為腸道不良的細菌，會造成葡萄糖苷酸酶的作用，因此又會跟女性荷爾蒙結合，把剛從肝經解毒的女性荷爾蒙又會分解，然後又進到腸肝循環吸收，最後再次產生女性荷爾蒙作用。改善腸道菌種可減少葡萄糖苷酸酶的作用，減少毒素及女性荷爾蒙的再吸收。

這樣不好的循環和胰島素提昇也有很大的關係，所以降低壓力和多運動，降低胰島素作用，女性荷爾蒙產量才會降低，這些都是防範治療癌症（乳癌）應該注意的重點。

「那麼，究竟該如何調整荷爾蒙呢？」

首先要調控代謝症候群、降低壓力，注意褪黑激素，因為它可以降低女性荷爾蒙對人體的不良作用，同時抑制芳香酶活化。減少酒精的攝取，因為酒精會增加血液中女性荷爾蒙的量，導致荷爾蒙接受體升高。

最後在營養上，銀杏可以抑制芳香酶的作用，有些莓類的也有類似作用，紅花苜蓿也有不錯效果。另外，十字花科（Brassicaceae）、鞣花酸（Ellagic acid）、吲哚甲醇（indole 3 carbinol）可以改善女性荷爾蒙的代謝，像香草類、芹菜這一類，另外像葡萄柚、酸梅類還有亞麻仁籽、迷迭香，都有正向的效果。利用天然食物，做好防治荷爾蒙作用，這些天然食物，幫助我們減少藥物的需要，即使有化療或荷爾蒙療法，也可以達到較臻理想的效果。

凝血亢進的處理

癌症是凝血亢進的慢性病。

當癌細胞產生纖維蛋白原（fibrinogen），造成發炎反應。發炎反應又會刺激肝，產生更多的纖維蛋白原，換言之，纖維蛋白開啟了發炎機制。

當纖維蛋白原提高，會造成紅血球在微血管凝結，產生缺氧現象，這時候就會刺激血管增生。另外也讓放射療法和化療的效果降低，如果癌細胞跟纖維蛋白原結合，可能會造成癌細胞的轉移。

所以在抗癌過程裡，重點就是把發炎反應降低，並隨時監測它們是否有亢進現象。

對於明顯的亢進處理，基本上利用天然的木瓜酵素、薑黃素、魚油、大蒜、銀杏、鎂、大豆素等，可以把情況控制下來。

抽取血中的纖維蛋白原來檢驗、持續追蹤（纖維蛋白原代表凝血異常或發炎反應，正常值約為一百五到三百 mg/dl），減少癌症轉移的機會。

追蹤癌症病人，從飲食、發炎到凝血下手，遇有凝血亢進情況，會造成末端血管血流降低，病人如果肩頸、背部、手腳痠痛症狀，就要檢查是不是有凝血亢進的現象。

醫學文獻指出，靜脈栓塞的病人，大概有百分之五以下，會合併不知名的癌症出現，所以常常栓塞的病人，必要施做全身性健檢，找出原因。

脂肪對健康的影響

研究老鼠心臟的細胞發現，當細胞膜功能失調以後，會沒有辦法收縮，這時候如果補充脂肪，就可以提昇細胞膜功能。

當細胞膜長期失調，會造成整個細胞代謝障礙，因此細胞膜修補是最基本又最重要的步驟。

醫學報告證實，格陵蘭人由於長期大量攝取魚類脂肪，因此減少心血管疾病的罹患率，攝取好的油脂，有助降低血壓及三酸甘油脂，幫助降低心臟、血管、淋巴、動脈粥樣硬化等癌細胞病變。

我曾有位友人進行電話諮詢，因為剛做完大腸息肉的切除手術，併發頭痛症狀，電話那一頭竟然問我：「為何吃素也會長息肉？」

他告訴我吃素已經長達四、五年的時間，我告訴他，可能因為吃素的緣故，導致某些營養極度缺乏，後來發現竟是錯誤用油觀念所致（包括種類選擇與烹飪方式）。

我嚴正的說：「如果因為用油錯誤，導致營養失調的話，當然會造成身體病變！」

藉此可知，對經常外食的忙碌現代人而言，如何選用油品、吃對比例，及適當的烹煮方式，是一門多麼重要的功課。

關於油品選擇與補充，可參照本書5-3「腦部」〈吃錯油，讓頭腦變笨〉、〈腦部修護與復健〉章節。

- 養護篇 -

Chapter 9

享受無癌生活

9-1

無癌生活指南

人類身心過去受到的的痛苦和壓力，會自動儲存在體內。

我們都曉得，壓力會造成體內發炎，以及讓癌細胞的增生和轉移，因此利用目標來轉移痛苦的基因，不失為好辦法。

有效的冥想

既然是不堪的回憶，長時期神經受到刺激之後，它會由杏仁核進到海馬迴，而不是透過大腦的前額葉，於是轉變成以情緒為主來處理。甚至記憶力和認知能力會降低，因此而做出一些異常的舉動，或是突然忘掉某些事，很有可能都來自於過去的焦慮、害怕，甚至恐懼所引起。

想要改善這些現象，有效的方法就是，先確定一個目標，形成一股專注力，將注意力轉移到目標後，就會產生移情作用。當然，如果你一直放不開悲觀的面向，那麼你可能會陷入痛苦情緒中翻滾。

「鄭醫師，那要如何轉移注意力、設定目標？」

例如：想像一種良好的親子關係，利用這個想法去進行最有效的冥想，先做三至五分鐘的深呼吸，一邊想像曾經的美好回憶，一邊放著柔和的音樂，接著再用兩分鐘換成較不好的記憶，透過目標的轉移，使好的記憶目標覆蓋在不好的層面上，並保存下來。經過半個月時間的冥想練習，身體內心的壓力和痛苦，便會慢慢地轉移。

進行冥想的這段期間，我們一樣保持適度運動，可以的話，持續控制熱量是最好的，甚至偶爾斷食半天或一天，讓身體處於調適中的狀態，配合適量的魚油、DHA和薑黃素，如此一來便能把身上不良的機轉完全消除。

能做到上述的步驟，這樣的冥想才是確實並有效的。有一點我們必須特別注意，進行斷食的期間，我們仍然可以補充椰子油，使能量和熱量不間斷地供應腦部，讓它持續達到效果。

甜食不利健康

當癌症病人進行飲食療法時，往往最難克服的是「口腹之欲」。

我們都曉得甜食、糖類和水果，吃的時候讓人感到滿足，相對地也製造出許多問題，例如：高血糖、血脂肪、慢性發炎及癌症惡化等等……，因此，無論如何，我們都得想盡辦法來改善這些習慣。

想要有效改善飲食習慣，必須要有替代品的加入，第一種是利用「代糖」，像甜菊是屬於比較安全的代糖，其他品項則不建議。

第二種則是用油斷絕甜食的感覺，不過由於血糖的波動無法替代，這時候可以選擇椰子油、屬中鏈的三酸甘油脂、中鏈的脂肪酸食用，當油脂進到腦部後為腦細胞所利用，便能維持身體的平均能量。

若癌症病人已有腦部轉移現象，可以椰子油來代替能量補充，避免攝取任何醣類，如此一來癌細胞就無法進行細胞代謝作用，自然就會凋亡。

過程中最艱難的，便是斷絕口腹的感覺，我非常推崇以椰子油代替甜食，每三個小時一次，這樣可以達到最好的效果。

先前診所的一位病人，體重接近九十公斤，他一直認為靠著運動就能夠把三高降下來。事實上，他運動了兩個月，不但沒有減下重量，甚至還有慢慢升高的趨勢。

雖然有了適度的運動，但大量運動後，通常伴隨著熱量的大量攝取，若是沒有飲食控制雙管齊下，往往容易事倍功半，甚至讓人感到灰心。

「那麼飲食方面又該如何控制呢？」

其實，最需要忌口的就是水果、穀類，包含米飯、麵食等澱粉類，要是無法克制的話，就盡量減到最低的量，只要持續維持二至三星期，對甜食的欲望慢慢降低之後，這時候就能看出明顯的效果。

再回到我所強調的「口腹之欲」問題，之前也有病人在癌指數下降後，因為無法斷絕甜食，喝奶昔、吃蛋糕樣樣都來，一次這麼多因素的刺激，導致癌細胞復發，這是令我覺得十分遺憾的地方。

雖然我曾一再勸誡他，也告訴他要定期回訪追蹤，若是缺少自制力，可能會使得癌症治療前功盡棄。

我真心希望，當病人有心要跟癌症斷絕的時候，就要下定決心，護衛自己的健康，不讓癌症有機會再回頭，一再纏綿牽扯。

人生還有比口腹慾望更美好的人、事、物，試圖轉移目標，即使在過程中有層層難關等著一一克服，不要害怕孤立無援，作為醫生的我，會永遠站在第一線陪伴與守護。

睡出健康來

睡眠對癌症的整合治療是很重要的。

當病人睡眠不足，就會導致情緒不穩定，同時免疫系統下降，血糖代謝變差，所以身心放鬆的時候，才會有好的睡眠品質。

睡眠最需要有規律和足夠的睡眠。當你進到一個快速眼球轉動的時間，我們醫學上REM（rapid eye movement），這時候是一個最好的修補作用，也是讓身心恢復健康的良方。

我們的睡眠週期大概需要九十分鐘來完成，從輕—重—熟睡—漸輕—快速動眼時期，一個八小時睡眠，約有四個快速動眼間，提供一個人精神及身體的修補。

在接觸慢性病的案例時，便發現病人都難以入睡，多數人藉著安眠藥來幫助入眠，卻忽略了藥物會加重身體的負荷。

想要安然入睡，其實需要經過一段時間的慢慢調養，學習讓神經放鬆，卸下壓力源，就會進入入眠的階段，透過入眠階段才能讓 ATP 恢復足夠的數量，進而回復身體的自然機轉。

一般癌症病人，最好能夠在晚上十一點前就入睡，讓肝膽的排毒系統可以正常運作，以達到最好的效果，如果因為工作或其他活動稍微延緩，也請儘可能之後恢復正常。

另外，睡眠中，體內副交感系統是幫助身體復原的一個機轉，而自然醫學所強調的預防治癒，也是從基本睡眠開始。

所以臥房盡量要保持安靜，除了避免噪音以外，如果夫妻或同伴有明顯的打呼，可以討論並協商是否分床或分房，來減少干擾。

其他，要讓病人睡床的周圍，盡量避免電磁波，不用的電器盡量都關掉，甚至連插座都要拔掉，讓電器盡可能遠離我們身體兩公尺以上，同時最好能檢查床底下是不是有很強的磁波，以避免長期的接觸。

睡前要減少糖類的攝取，改以適量的種子、堅果類（不要太多，約一個手掌握拳的容量），可以避免半夜的低血糖，因為低血糖會造成半夜清醒。

對於夜尿族，要注意晚上七點以後，適度的排尿和減少水分攝取，在生活上要避免咖啡因，或刺激性的藥品和食物，

另外睡前不要看太多電視，手機也要保持關機狀態，避免產生爭吵的事情，例如討論經濟、股票或政治議題，以免影響睡眠情緒。

在睡房，最好是將光線調暗或關掉，讓體內褪黑激素能夠好好運作，增加睡眠效力，可以把時鐘擺遠一些，降低噪音，減少心理負荷。窗戶適度的微開縫隙，但是避免灌入冷風，這樣才不會影響睡眠效果。

在睡眠中適度的出汗是排毒的反應，流汗可以把毒素排出來，但是如果發生過度的出汗現象，就要思考是不是低血糖引發的症狀。

如果病人有疼痛的情況，可以適度的使用止痛藥，像是抗發炎止痛藥（NSAID），目前也流行使用頓痛特（Tramadol）這類藥品，不過藥品會刺激腦波，可能會影響到深層睡眠，也就是說睡眠中易受到干擾，使得睡眠品質變差，服用前可諮詢醫師意見。

另外，晚上七點後吃東西比較不容易入眠，所以盡量避免之後進食，讓整體情緒和代謝趨向緩和。

其他，還有如半夜胸悶咳嗽現象，就要注意是否為呼吸道感染，小心室內過敏源，像

塵蟎或一般的灰塵，平時可做些清潔；如果半夜有尿意，廁所內盡量不要開燈或只開小夜燈，讓情緒維持在睡眠狀況，然後盡速的回去睡眠，這樣不會因為干擾太久，而導致沒有辦法入睡。

9-2

外在刺激身體過敏原

除了提升身體治癒力之外，也要盡量避免外界的刺激與影響。

像是各種聲、光的強烈刺激，例如強力放送的搖滾樂、舞台雷射強光，若是長期處於這種干擾波刺激下，容易導致身心失衡。

風及冷的刺激

年輕的我，時常忙於醫務、熬夜研究，所以身體一旦有冷的感覺時，就會引起喉嚨痛；不過當看診病患少一些，工作較輕鬆時，身體的免疫力就會比較高，當病人一多，加上忙碌時，忽略飲水，可能不到半天，喉嚨痛就找上我了。

這輕微的病症，往往只是一個起頭，可能第一天喉嚨痛、頭暈，第二天肌肉痠痛，再過來就是暈沉沉，耗個七、八天，整個人精神體能都耗弱，連帶影響看診效率。

後來慢慢發現，關鍵就在於冷的因子，引發了身體發炎反應，如果持續就會引發細菌感染。

早期年輕時，睡覺習慣開著冷氣，一覺到天明，剛開始不覺得怎麼樣，到了半夜就感到涼了，開始莫名其妙覺得肚子痛，忍著睡意，跑進廁所拉了好幾回的肚子，因為覺得不舒服就隨手把冷氣關掉，連續幾次後，就恍然發現：原來跟冷氣有莫大的關連。

所以慢慢推想，得出了簡單的結論，如果把這個冷的因素抽掉，那麼這些疼痛、發燒、咳中帶痰等不適症狀，就隨之不見了。

因此，當我們觀察小孩子過敏性的鼻炎、咳嗽，通常有分兩個原因，一種是罹患慢性過敏性鼻竇炎，一種則是細菌感染。但是感染不見得都是外來的，如咳個不停、氣喘，有可能是口腔內的病菌所致，它們會根據不同的溫度和時間，啟動機轉，引發過敏病症或慢性細菌性鼻竇炎、氣管炎。

其實，人跟病毒細菌，其實是共處在一個共存的環境裡，如同身體與癌症共處一樣，只要不「越線」，啟動了發病機制，那麼是可以相安無事的。

人類體內不可能無菌，身上的細菌，比起身體的細胞還要多。如果體內是一個和諧的環境，大家就會相安無事；反之，如果身心失衡，冷的因素催化成毒素，那麼就會感染發病。

因此，就算現在季節是炎夏，出門也一定要帶個外套，如果進到冷氣房，像上班族一天要待在公司八到十個小時不等，很容易因為過冷或過熱，讓體內血管急速收縮，導致身體發炎，產生過敏病症。

此外，癌症病人更要留意風與冷的過度刺激，如果遇到太熱的氣候，可以多擦澡，降低體溫，以免受到刺激，加重病情，唯有小心呵護，才能及早康復。

當風及冷的因子解決後，最大的助益就是好好的在睡覺中出汗，讓毒物盡情地流瀉出來，在夏季只要你能克服熱的因子，補充足夠的水分，相信會加強身體的自癒能力，即使身體遇有不適，往往都能藉此方法輕鬆排解。

燈光的安全性

光線是大家最容易疏忽的因素，台灣話常說：「暗房光廳」，但是過暗會影響視力，太亮的地方也會令人產生壓迫感。

十五年前，新家裝了投射燈，平常我在餐廳桌下看書報，時間一久，會覺得脖子開始繃緊，感到疼痛，久了之後，我就會避開投射燈。

診所新置的燈光也比較強，感覺到燈光照久以後，處在室內做事的人，容易疲勞，尤其是問診病人多的時候，容易感到頭痛。

起初，只是覺得光線對生活好像有所影響，卻不知道真正的原因為何，醫學上也缺乏相關解釋。

三年前，參加德國自然醫學大會的時候，有一個科學家發表「光線噪音測量儀」相關報告，報告顯示，測量儀可以發現大部分燈具都是不和諧的波。

透過測量儀還發現，不和諧的波會呈現噪音狀態，具有壓迫性，讓人感到不安、易怒。

噪音是會影響細胞的傳導功能，因此不良燈光下，我們會變得疲勞、頭疼和痠痛，所以大部分辦公族，經過長時間電腦輻射、不良日光燈或投射燈照射下，就會產生所謂的「辦公室症候群」，像是頭痛、慢性疲勞，甚至視力衰退等。

如果探測器測出是和諧的波，它的聲音聽起來就像是海浪，輕微、柔和，在這種燈光長時間照射下，可以提昇能量，因為這種波讓人覺得既舒服又放鬆，置身其中，猶如休息充電一般。

尤其是癌症病人或是各種慢性病的病人，就要注意燈具問題，如果無法找到好的燈，就把光線稍微調暗一點，或是燈具裝置少一點。

如果還是沒辦法調整的話，可探詢映興電子的負責人賴柄源先生，透過國際專業技術研發，他們開發出柔和燈具，對居家辦公的效率，以及身體照護，都有所助益。

9-3

運動降低癌症風險

運動可以降低罹患乳癌、肺癌、大腸癌的風險。

研究顯示：「每個禮拜步行三至五小時，可以降低癌症的死亡率。」

在美國參與「癌症整合醫學會」時，舊金山大學附屬醫院的教授迪恩，歐尼斯醫師（Dr. Dean O mish）特別強調，如果有個化療藥品可以達到降低百分之五十的死亡率，那就相當值錢了，只可惜還未發生，像標靶藥品可能只能延長幾個月，就得花費大筆的醫療支出，而隨手可得的運動，不需要花費什麼金錢，只要一個禮拜三到五小時，對死亡率就能有不同的改觀，尤其是肺癌。

「既然這麼有效，為什麼大家不肯做呢？」

我想這是許多人的疑問，而這個疑問很快就能獲得解答。

因為習慣的關係，習慣不運動所以就不運動，答案正如所見的這麼簡單。

缺乏運動，除了會增加罹患癌症的機會，還會增加罹癌者的死亡率，許多人尋求偏方和特殊化療，並不是防止或治癒癌症的最好方法。

如果我們能養成運動習慣，不要被忙碌的藉口誤導，在運動中達到有氧程度，促進心跳加速百分之十至十五以上，那麼自由基就可以降低百分之十四點二，大大提高身體的抗氧化機能，相對的就能抗老，恢復自信年輕神采。

所以經常性有慢性痠痛、高血壓、血糖的人，其實都可以透過運動，適度的改善。

其實不管是一個正常或生病的人，運動計畫助益最高，花費最低。

除了營造一個防癌環境、攝取有效健康食品以之外，最重要的是開始動起來。

我們何樂而不為呢？

腹式呼吸好處多多

「生命的本源就是呼吸！」

以下特別介紹幾種簡易的自體訓練，藉由運動／律動，幫助身體機能正常運作。

■ 呼氣訓練

我曾參加遠絡醫學柯尚志醫師所推廣的「遠絡生流術」，簡單做法就是：先吸一口氣讓肚子撐飽，也就是腹式的吸法，然後將氣停在丹田，如果可以的話就盡量縮肛（不用勉強），之後就開始呼氣。

一開始發出「ㄩ」的音，音發到快斷氣的時候，再換發「ㄙ」的聲音。這個「ㄙ」聲的目的主要是，當我們第一段「ㄩ」發完以後，通常肺泡就排出來了，後來發「ㄙ」的聲音，是讓平常沒有用的肺泡排氣，排氣完，可以訓練腹肌的肌肉收縮，並讓肺泡充分利用，排完以後再吸一口進到丹田，重複練習，每天最好做二十至三十分鐘。

練習初期，我並未預期會有多大的效果，幾年前有個年輕病人感染流感治癒後，肺部就一直好不了，經過反覆檢查，得知是肺部的支氣管擴張症；此外，研判病人長期肺部積痰，原因可能來自於打桌球，因為球拍需要削球、切球，過程中吸入一兩年球拍所揮發的化學藥水後，肺就出問題了，雖然這是個案，但是代表這個毒素對人體是有影響的。

之後，我追蹤案主一、兩年，他每天都練習腹式呼氣法，直到去服替代役時，無形中避開了污染源，直到快退役的時候，肺部症狀已經全然改善。

慢性病人採用有效的呼吸法，用對方法就能達到效果。

■ 腸道訓練

特別感謝台中市慈濟人紀邦杰醫師，他購買侯秋冬醫師所寫的《上善醫學氣功》提供給我參考，這個好方法值得跟大家分享。

「腸道如何訓練？」就是站著吸氣和呼氣，慢慢的由鼻腔吸入、再慢慢的由嘴巴呼氣，吸氣的時候把小腹撐起來，呼氣的時候把小腹縮住，然後將氣吐出來，再做十分鐘腹式的吸氣，可以幫助身體腸道恢復正常機能。

■脊椎運動

首先挺直身體，雙腳微張，身軀向左邊彎一百下，再向右邊彎一百下，做完以後，再向前後仰五十至一百下，向前時候，你可以手接觸到地面也是一百下。

（剛開始肢體有限制，不可勉強。先從少量再慢慢增多彎曲，初期，身體會有痠痛的現象，慢慢熬過去，整個經絡容易打開，人也會比較舒服。）

遠絡醫學的概念，所有的內科疾病都是在脊椎出口發生問題，所以脊椎的運動，可以抒解內臟的經絡。

■拍手運動

用你的右手拍你左手的手掌心、手背各五分鐘，再換左手拍右手的手掌心和手背各五分鐘，因此整個做下來會耗掉二十分鐘，可以促進血液循環。

■舉手運動

很簡單就是站直、挺胸，你可以靠著牆壁，然後兩手舉直平行於地面，當手舉直的時候，手指頭也可以順便舉直，這個最好能夠二十至三十分鐘，初時，會經過一個撞牆期，並且會痠痛疲倦；做完流汗後去走一走，多補充水分，不過半小時內一定要去沖澡，如果汗流不止，還要再沖一次，只要沖澡就會把毒素排掉。

方便的話，沖沖溫水後，泡一下溫水，讓整個經絡都開了，毒素的排除速度加快，後面撞牆期，會比較容易熬過去。

以上幾種簡易的身體動作，提供讀者參考，若是能每天認真執行，並藉此建立起運動習慣，健康的生活品質，不會是遙不可及的目標。

如果一開始執行運動有困難，可先挑「拍手功」，每天練習一個小時，再循序漸進的帶入呼吸訓練，這樣不僅能有效克服癌症，連一般慢性病、高血壓、糖尿病等都可以改善。

當學業忙碌、家事緊湊、工作焦頭爛額，最容易放棄的就是運動時間，但是你會願意眼睜睜看著「健康」拋棄你嗎？

就讓我們「坐而言不如起而行」，找回身體的主控權。

大量排汗請立即沖澡

「運動後猝死，是因為大量流汗？」

曾經有運動員大量流汗以後突然猝死，主要是礦物質和微量的金屬元素流失，造成人體基本的功能沒辦法運作。

所以流汗排毒的過程中，尤其是大量出汗，雖然可以把毒素排掉，但人體電解質中的鈉、鉀也跟著流失，要小心加以補充。

所以流完汗，我們最好適度的補充礦物質還有一些鹽，至於鹽只要八分之一小湯匙就足夠了，這樣身體才不會感到過度疲勞。

鎂可以讓肌肉放鬆，因此當它量過低的時候，心肌收縮就沒辦法復原，就會造成突發性的休克。

猝死的運動人員，經解剖發現，原來的心臟機能都是正常的，真正的原因只在於微量元素的流失。

「流汗後，可以讓身體自然風乾嗎？」

另外要特別當心，過度的運動，是會死人的！當大量流汗以後，要迅速的沖水，並用浴巾擦乾身體，更要避免汗水乾了，又將毒素吸收回去。

最好是一天可以有多次的出汗，假如能藉由運動流汗，流個十分鐘就足夠了，然後盡可能一天多次。也曾有人早上出門晨跑，運動完卻讓汗自動乾掉，事實上這個排毒作用等於失效了。

排汗是身體自癒的過程的重要步驟。

除了運動，「桑拿」方式亦可幫我們將毒素排除，當排汗過多時，必須利用沖澡來排除重金屬及化學毒素再度被身體吸收回去；加上睡覺時，若能有長時間的排汗現象，就能提升身體的自癒能力。

過去有一次，我曾受到嚴重的疱疹病毒感染，因為工作繁忙，所以只能透過藥品「克疱」來治療。第一次服用的時候，兩、三天便會痊癒，可是一旦過於勞累、感受到壓力，病毒便又再度復發，此時服用藥物已經不見效果。

當時的我正值三十出頭，房間還未裝有冷氣，那天早早就入睡，半夜蓋著厚被子，全身汗流浹背，因為疲憊的緣故也就不去理會，結果隔天一起床，疱疹引發的疼痛已經減輕，再隔一天，竟完全好了。

由於知道「**排汗治病**」理論，我的身體機能開始好轉，不管遇到強勁的病毒來襲，像是腸病毒、腺病毒及細菌感染，都能藉著避免冷的刺激、攝取抗氧化食物、拒絕升糖食物，再加上流一個晚上的汗，讓我可以安度病魔的襲擊。

藉由多次臨床經驗發現，排汗的過程相當重要。自此，尤其面對一些高燒不退的病人，我都極力鼓吹排汗機轉，尤其是染患腸病毒、流感等病症。

治療過程中，盡量不要使病人吹冷氣或吹涼風，讓身體自動出汗，同時補充大量水份，調整飲食，房間內也要避開電子器材或關機，讓身體充份的放鬆休息，經過一個晚上出汗的睡眠，大概就能退下惱人的高燒！

研究報告顯示，測量人體殺蟲劑、汞、有機溶劑的排出，發現五十次的流汗可以明顯降低這些毒素，透過上述階段的流汗，其實身體毒素可以自然被排出。用於臨床醫療上，當能量 ATP 數值不足的時候，將導致整個的代謝機轉下降，要修護粒線體功能，其間循環過程的廢棄物，是需要透過排汗任務才能完成。

不管是生活上或飲食方面，我們都不免接觸到環境毒素，所以要養成長期而規律的流汗習慣，藉由每天抽空適當運動，才能保持身體健康狀況。

9-4

我要我的健康

在臨床診斷上持續觀察，與讀者朋友分享這些研究理論，不只是適用於癌症病人，也能夠提供一般人防治癌症的養護指南。

在我的診療病歷中，曾有一名手足口病人（腸病毒感染之一）病人，出現心跳加快、精神差、手抖的現象；當天早上，病人每分鐘心跳高達一百七十下，這個情況須立即進入加護病房。

嚴重的病毒感染會影響到基因，造成葡萄糖代謝異常，因此刺激了交感神經亢奮，尤其是在腦幹的亢奮，所以心跳才會加快。一旦過高可能會導致衰竭，甚至需要急救，最後可能面臨死亡或是相關後遺症。

為此，住院前就請家屬趕緊去買一罐椰子油（有機食品），由於椰子油為中鏈脂肪酸（MCT），可直接由身體吸收，經肝門靜脈，再回流血液循環，而神經細胞主要熱量來源為葡萄糖及脂肪酸，當葡萄糖無法代謝時，就需要靠脂肪酸提供熱量來源，維持足夠的 ATP 為身體利用。

當場就讓病人喝了十毫升，進到急診室又喝了十毫升，住院當晚，病人的心跳就慢慢恢復正常，所以在危急時刻，如果能適度補充能量，是可以緩解症狀，避免併發症的產生。

後來病患痊癒出院，衛生局還特地前來診所，調走病人相關資料等，想要從復原案例中找出更多醫療細節；這也是我歷年問診中，有趣的小插曲之一。

我也有一個小兒癲癇的病人，感染腸病毒流感時，會不斷的抽筋。

家長因擔心持續抽筋情形，會遺留下後遺症，所以希望不斷服用退燒藥，以便退燒，抑制抽筋症狀。

過程中終於降燒，腸病毒也逐漸痊癒，但是抽筋的問題卻還是發作頻繁，家屬十分擔心，所以住進台中榮總病房，做「生酮療法」的檢測和追蹤。

由於我曾在美國參加脂肪療法研討會，因此病人出院後就到我的診所討論生酮療法的一些細節，並且告知須配合食譜調整。

隨後小孩又再度感染腸病毒，這一次使用標準的健康療法，開立最少的退燒藥，施行生酮飲食，且將空調盡量關掉，降低風及冷的不良影響，大約一天左右，病人就渡過了危險期。

期間雖然肢體偶而會有抽動現象，但已沒有明顯頻繁的抽搐，由此可知生酮療法確實能成功地幫助病人。

最近也有一位大約三年未見的友人，一向是個稱職的母親，不過卻發現她有了月亮臉，整體看起來圓圓的，好像麵包發酵了。

她告訴我：「因為感冒求診，才會造成臉部水腫。」

後來待病情穩定，我再度問她：「到底怎麼回事了?也許我可以幫助妳。」

她回答說：「經醫師診斷，罹患了大腸性潰瘍，每日服用類固醇、止痛藥，以及抗發炎藥數年了，因為仍然經常性的出血，無法真正控制病情，所以也就無法減低劑量。」

我就教她生酮療法的概念，並且避免吃水果，她確實配合後，大約二週左右，血便就消失了，發炎指數也明顯降低。

我一直在想，她在固定看診拿藥的主任醫師，為什麼沒有教她這類的飲食概念？害她病情一直無法控制。

是不是仍有部份醫師沒有接收到新的醫學資訊，所以就失去了將好的理論、實務與理念，大力推廣出去？

我多麼希望正確的醫學療法、預防醫學概念可以帶領人們找回健康，甚至讓患有慢性病與癌症的患者能夠恢復健康，因此讓我願意持續分享醫療觀念，不求名利的著書推廣。

前敘章節有提及精神病變，包含情緒壓力、失智等，其實都是神經細胞上的細胞本體髓鞘出現異常，主要是粒線體遭到破壞，沒辦法發揮功能，這就是毒素影響到細胞膜、粒線體、基因，所產生的中樞神經系統失常。

修補的過程中，除了生酮飲食治療以外，還需搭配脂肪治療，利用一些脂肪療法，包含椰子油、亞麻仁籽油、向日葵油、短鏈脂肪酸，可以改善細胞膜上的脂肪，然後把一些細胞膜上的毒素排出。

一般抗癲癇藥物或是過往接觸的化學毒素，造成人體粒線體膜和細胞膜或多或少的傷害，所以利用脂肪治療，將好油吃入人體，慢慢的修復細胞膜，協助身體排毒，就能讓發病情況穩定下來。

再者，血糖的波動太高、太低，都會造成粒線體失調，所以在徵詢過醫師後，可以適度的補充椰子油，因為椰子油是中鏈的脂肪酸，有助活絡腦細胞，改善神經信號的傳遞功能。

另外，小孩患有自閉症、過動症，家長要嚴禁小孩吃任何的甜食及醣類，尤其是容易影響血糖變化的食物，如升糖作用高的水果、甜食及澱粉類，都要適度限制，減少對大腦的破壞。

這些異常現象所導致的一些病變，藉由脂肪分析、DNA檢測都可找到毒素破壞的證據，唯有把毒素排出，減少破壞腦細胞的發炎機轉，身體才可恢復正常狀態。

臨床病歷中，有一年約九歲的小孩，因為持續出現抖動現象，包括頭、手及上肢，即使在校上課時也不斷出現，一直以來求助無門。

經由轉介到我診所，治療四個月後，抖動症狀逐漸消失，最後完全不見，家長都很驚訝能有這麼好的效果。

其實在治療過程中，所有藥物也都要避開會影響血糖的成份，包括退燒藥，若需使用，就改以藥粉、塞劑等，萬不得已才開立糖水。

還有個病歷，遠住台北市，患者因為慢性皮膚過敏，所以常常皮膚發癢，臉部也起疹子，抽血檢驗，才發現是食物過敏的症狀，試過許多排毒療程，並未達到好的效果。加上患者植牙緣故，吃了一些止痛藥，結果反而有壓抑的作用，減緩了皮膚癢皮膚疹的症狀，但無法消除皮膚的困擾。

所以我判斷機轉是來自於體內發炎，最後告訴她飲食要避開麥麩澱粉類及甜食，大量增加蔬菜攝取量，折騰半年多的過敏症狀，才得以完全痊癒。

以上這些案例分享，是要證實不吃藥的飲食療法，以及預防醫學的積極態度，是現今最有效防治各式疾病、對抗癌症的終極方法。

想要健康，想要走出癌症，病患需要靠好的波和好的環境，生活更必須傾向正面思考。因為源自生活中的壓力刺激，加上後天環境各式的毒素，才造成今日癌症或慢性病的橫行。醫生只是輔助者，病人不能冀望醫生開藥後就得到完全的治癒，這是長期以來錯誤的迷思。

不管是患病者或是一般民眾，只要能養成良好生活習慣，擁有積極正向態度，就可以脫離病魔的威脅與控制。

想要不生病的無癌生活，其實可以操之在己。

非線性掃描的理論

■ 非線性掃描的自旋（Spin）現象

物質的存在會有一個自旋（Spin）現象，有可能是左旋或右璇，通常左旋比較會有破壞的作用，右旋則比較有一個保護的作用。

另外，自旋會產生扭轉場（Torsion Field，台大教授叫撓場），這個扭轉場在左旋方面，是一個破壞性和亂度大的，如以月亮週期為上弦月，對地球的影響比較大，如意外事件，猝死都是。

若是往右旋，則是一個比較保護性和訊息性的，所以右旋可以保護人們不受傷害。

當我們在進行探測的時候，主要是從南極方面的波，經過一個磁場以後再回到北極，南極代表輸入（以紅線表示），北極代表輸出（以藍線表示），這兩個波如果能量沒被破壞，接觸面會相近；但是當能量受到破壞時，就會導致輸出跟輸入的能量不一致，不一致性越大，代表身體有疾病，甚至致生癌症。

人體左腦主掌邏輯方面，右腦主掌創造性，而身體器官的控制，主要都是透過右腦進行。而北極磁性屬於破壞性，能夠透過右腦的作用（如冥想），修補身體異常與失調。

本研究是由俄羅斯聯邦的實用心理物理學研究所開發：這項研究明確提出DNA分子、染色體和蛋白質能夠產生相關扭轉訊息，就像雷射一樣。

換句話說，如同發射體、接收天線的關係，確保DNA交換遺傳基因的信息，並建立染色體全像圖，允許每個生物細胞瞬間的學習。

DNA也負責接收外部信息，並與生物體及其環境不斷互動，每個生物細胞通常把DNA的波調整到「虛擬波」，接收各別任務和執行主要活動：產生酶、激素以便與其他細胞溝通。

因此，人體是最複雜的自旋系統之一。

檢查時，南極為進入波，代表紅色、陽性，具有能量；而北極為輸出波、藍色，代表陰冷的反應。而人類的左大腦屬高頻率，右腦則屬低頻率，在調控器官的時候，當左腦過度亢奮，可以利用北極的磁極，來抑制左腦的活力，同時用南極的磁極來活化右腦，就能調整內部的器官，讓它恢復機能。

另外目前的機器，有一個能量的產生器監測，過去用4.9G，現在發展至49G，因此可以測到很小的單位，像是細胞、粒線體、基因等。

因此，我們可以用非線性量子掃描來測量器官，一旦發現異常的器官，就趕緊修補，讓它恢復健康。同時，可以複製成修補性的能量水，給病人服用，補充信息和能量。

新型的4D掃描，可以將身體及器官加以分割，分別檢查異常的器官（如動脈血管，靜脈血管，神經系統，淋巴系統，骨頭及關節，肌肉，內臟器官，皮膚等），尋找異常的病變，加以修護。

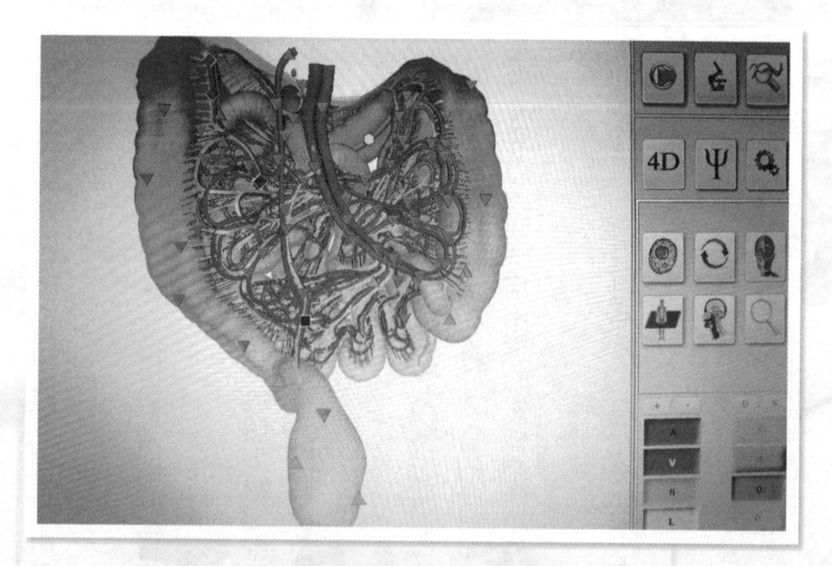

說明：
藉由 Fleindler 圖示，可以看到身體器官的問題，若是呈現三角形（向下），代表初期器官功能失調、輕微發炎情況；若是深咖啡色的菱形，表示器官功能嚴重失調，心血管方面可能發生動脈硬化；若是黑色方形，可能已出現病變，需要作進一步深度檢查。

■組織分析圖

為方便評估振幅的規模，以〇分貝〇點，兩百六十分貝六點六分。任何健康的組織，居於自然背景噪音內約八點五到六十四分貝，即一至三分。如超過一到六點五分的幅度外，表明系統的失調。

可藉此分析自己組織的共振頻率。每一組織有其最大的共振頻率，例如，骨性組織的最大幅值在 1.8Hz 的頻率，而視神經為 8.2Hz 等。

針對紅線與藍線進行分析，並不以單一線條來判斷，而是根據兩條線的相關性，判斷身體的健康情況。

以下說明三種圖示，以實線表示紅色、虛線表示藍色（實際儀器上的線條會呈現紅色與藍色）：

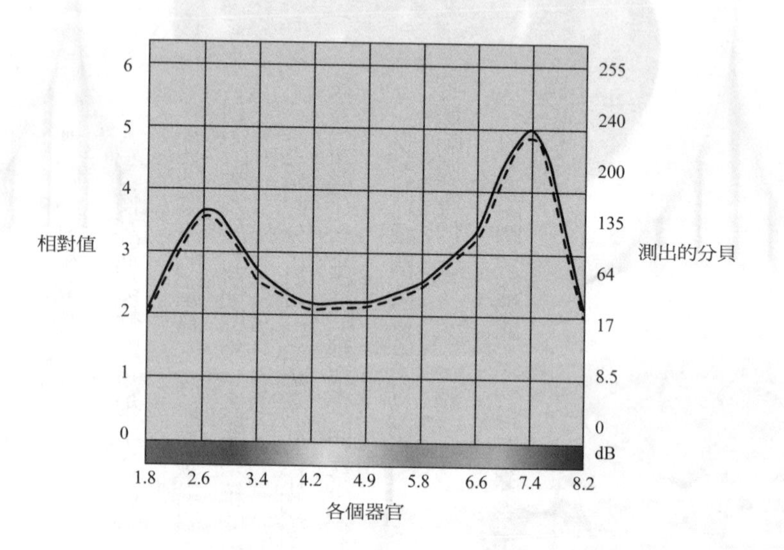

圖一：若兩條線的弧度完全一致，代表正常，
恭喜你擁有健康的身體，請繼續保持。

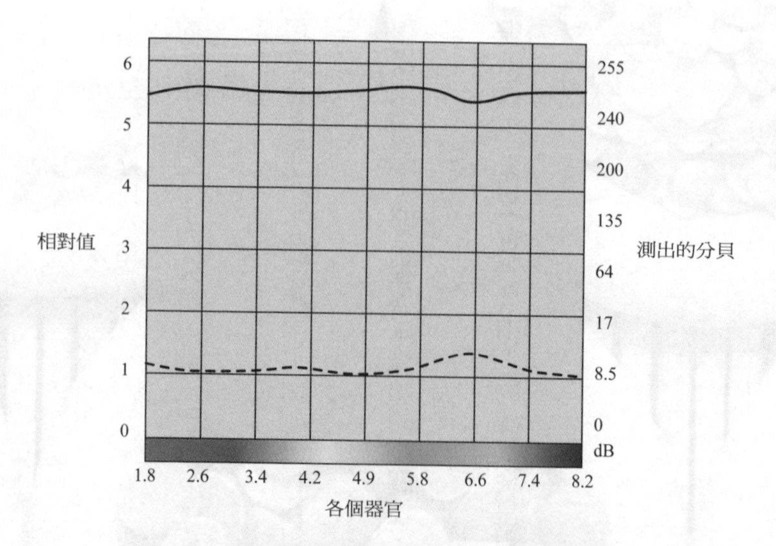

圖二：當兩條線完全分離，實線在上，間隔小，可能只是輕微的良性
腫瘤；當間隔越大，罹患惡性腫瘤的機率越高。

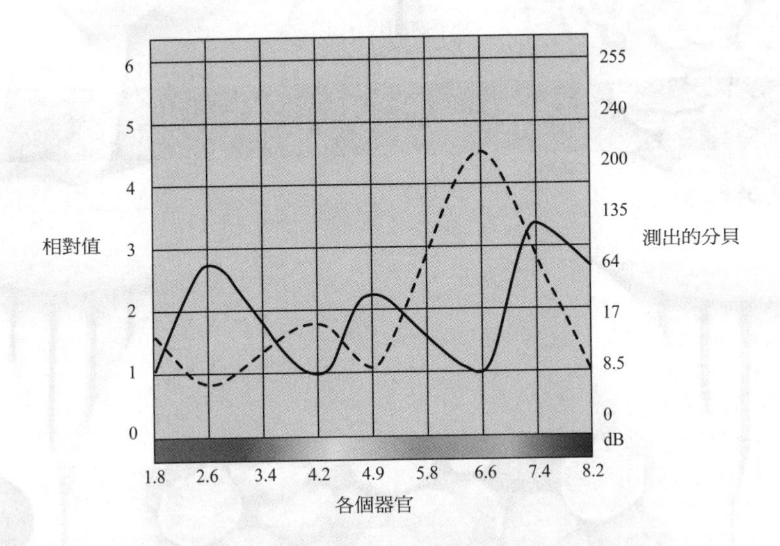

圖三：當兩條線部份分開，實線代表不良的組織吸收正常組織的信息與能量，當它愈來愈高時，虛線的能量就愈衰退，表示身體出現威脅，可能已有嚴重病變。

當整體圖形呈現實、虛線交錯，表示身體已經出現發炎現象。橫向軸代表著身體各部位器官，由器官對上去，若實線在上，表示此器官可能患有慢性病，需要長期醫療；若虛線在上，表示有緊急發炎症，需盡快補充營養素，以恢復身體能量。

組織器官與頻率對照表（參照橫軸數據）	
1.8	骨骼系統
2.6	粗糙的結締組織，關節，心臟瓣膜
2.6-3.4	乳暈組織，軀體肌肉，心臟肌肉
3.4	平滑肌
4.2	消化管上皮（消化道）
4.9	分層平面和柱狀上皮；肝臟實質和膽汁排泄管道組織
4.9-5.8	腎元上皮組織及生殖器官
5.8	咽淋巴環，上呼吸道，淋巴系統，脾，卵巢和前列腺
6.6	周邊神經系統，氣管上皮，腎周邊組織，甲狀腺
7.4	中樞神經系統的感官，皮層下的大腦，腦橋，小腦，大腦邊緣系統，肺實質
8.2	網膜，視覺神經

抗癌物質相對作用表

	抑制 COX-I	抑制 COX-II	抑制侵犯	抑制血管增生	抗荷爾蒙	解毒 I 抑制	解毒 II
amentoflavone（穗花雙黃酮）	v	v					
apigenin（芹菜素）	v	v		v	v	v	
維他命 A							
carotenoid（類胡蘿蔔素）							
Coumestones（香豆素）						v	
curcumin（薑黃素）	v	v	v			x	v
DHA 脂肪酸					v	v	
succinate（維他命 E）							
Epigallocatechin（兒茶素 EGC）				v			
Genistein（金雀異黃酮）		v		v	反效果		
gink biloba（銀杏）							
grapefruit					v		
indole 3 carbinol（粿花酸）						v	v
Isothiocyanates（異硫傾酸脂）						v	v
kaempferol（山奈酚）	v	v			v		
naringenin（柚皮素）				v			
luteolin（木犀草素）			v	v			
myricetin（楊梅樹皮素）							
Omega 3 脂肪酸			v				
pycnogenol（花青素）						x	
proanthocyanidins（聚合花青素）							
Panox gensing（亞洲蔘）							
quercetin（斛皮素或洋蔥素）	v	v	v	v	v	v	
resveratrol（白藜蘆醇）						v	
rosmarinic acid（迷迭香酸）				v			
silymarin（水飛薊素）							
Sulforaphen（蘿蔔硫素）							
tangeretin（桔皮素）				v			
d-a-tocopheryl succinate							
Tocotrienols（生育三烯酚）							
ursolic acid（熊果酸）				v			
vanillin（香草醛）				v			
zeaxanthin（玉米黃質）							

抗癌物質相對作用表

	抑致癌變	細胞復製	癌細胞凋亡	制癌症酵素	制酪氨酸激	制蛋白激	抑制發炎 -LOX
amentoflavone（穗花雙黃酮）							
apigenin（芹菜素）	v	v	v	v	v	v	v
維他命 A	v						
carotenoid（類胡蘿蔔素）	v						
Coumestones（香豆素）							
curcumin（薑黃素）		v	v	v		v	
DHA 脂肪酸							
succinate（維他命 E）		v	v				
Epigallocatechin（兒茶素 EGC）	v	v	v	v		v	
Genistein（金雀異黃酮）	v	v		v	v	v	
gink biloba（銀杏）					v		
grapefruit							
indole 3 carbinol（鞣花酸）		v					
Isothiocyanates（異硫傾酸脂）				v			
kaempferol（山奈酚）	v				v	v	v
naringenin（柚皮素）							
luteolin（木犀草素）	v		v		v	v	
myricetin（楊梅樹皮素）	v					v	
Omega 3 脂肪酸			v				
pycnogenol（花青素）							
proanthocyanidins（聚合花青素）							v
Panox gensing（亞洲蔘）			v				
quercetin（斛皮素或洋蔥素）	v		v		v	v	v
resveratrol（白藜蘆醇）			v				v
rosmarinic acid（迷迭香酸）							
silymarin（水飛薊素）	v						
Sulforaphen（蘿蔔硫素）							v
tangeretin（桔皮素）							v
d-a-tocopheryl succinate						v	
Tocotrienols（生育三烯酚）	v						
ursolic acid（熊果酸）							
vanillin（香草醛）							
zeaxanthin（玉米黃質）			v				v

關於「不飽和脂肪酸」、「飽合脂肪酸」

常見不飽和脂肪酸		
中文	含碳數	英文
肉荳蔻酸	14:01 n-5	Myristoleic acid
棕櫚油酸	16:01 n-7	Palmitoleic acid
油酸	18:01 n-9	Oleic acid
亞油酸 (ω-6)	18:02 n-6	Linoleic acid
α-亞麻酸 (ω-3)	18:03 n-3	α-Linolenic acid
花生四烯酸 (ω-6)	20:04 n-6	Arachidonic acid
EPA(ω-3)	20:05 n-3	Eicosapentaenoic acid
DHA(ω-3)	22:06 n-3	Docosahexaenoic acid

常見飽和脂肪酸		
中文	含碳數	英文
辛酸	8:00	Caprylic acid
癸酸	10:00	Capric acid
月桂酸	12:00	Lauric acid
肉荳蔻酸	14:00	Myristic acid
棕櫚酸	16:00	Palmitic acid
硬脂酸	18:00	Stearic acid
花生酸	20:00	Arachidic acid

各種油品的脂肪酸含量比較

	飽合脂肪酸	單元未飽合	多元未飽合	膽固醇	維他命 E	英文名
	克 /100 克	克 /100 克	克 /100 克	克 /100 克		
動物脂肪						Animal fats
奶油	54	19.8	2.6	230	2	Butter
鴨脂肪	33.2	49.3	12.9	100	2.7	Duck fat
豬油	40.8	43.8	9.6	93	0	Lard
植物脂肪						Vegetable fats
大麻油	10	15	75	0		Hemp oil
油菜籽油	5.3	64.3	24.8	0	22.21	Canola
紅花油	10.2	12.6	72.1	0	40.68	Safflower oil
向日葵油	11.9	20.2	63	0	49	Sunflower oil
椰子油	85.2	6.6	1.7	0	0.66	Coconut oil
棕櫚油	45.3	41.6	8.3	0	33.12	Palm oil
棉花子油	25.5	21.3	48.1	0	42.77	Cottonseed oil
小麥胚芽油	18.8	15.9	60.7	0	136.65	Wheat germ oil
黃豆油	14.5	23.2	56.5	0	16.29	Soya oil
橄欖油	14	69.7	11.2	0	5.1	Olive oil
玉米油	12.7	24.7	57.8	0	17.24	Corn oil

植物亞麻油來源

植物亞麻油來源		
名稱	Common name	% ALA
油菜子	Canola	9
大麻子	Hemp	19
黑樹莓	Black raspberry	33
馬齒莧	Purslane	35
亞麻薺	Camelina	36
林格貝	Lingonberry	49
亞麻仁子	Flax	53
正大種子	Chia seed	58
紫蘇	Perilla	61
奇異果	Kiwifruit	63

各種脂肪的燃點

各種脂肪的燃點	
亞麻仁子油	107℃
紅花油 (未精製)	107℃
椰子油	177℃
玉米油	232℃
棉花籽油	216℃
奶油	121-149℃
橄欖油	193℃
大麻油	165℃
向日葵油（>70%的油酸）	160℃
黃豆油 (未精製)	177℃
芝麻油	177℃
向日葵油（<60%的油酸）	227℃
花生油	225℃
紅花油 (精製)	266℃
葡萄子油	216℃
黃豆油	238℃
茶樹油	252℃

註：精製的油燃點會升高，可耐高溫，盡可能以小火來烹煮，不但可保護油，同時保護食材（青菜）的營養成份，以維持抗氧化效果。

ω-6 脂肪酸的食物來源

ω-6 脂肪酸的食物來源	
家禽	黃豆油
雞蛋	棉花籽油
鱷梨	葵花籽油
堅果	玉米油
穀物	紅花油
硬粒小麥	南瓜種子
全麥麵包	acai 莓果
多數植物油	腰果
月見草油	山核桃
琉璃苣油	松子
黑醋栗種子油	核桃
亞麻 / 亞麻仁油	螺旋藻
油菜籽或菜籽油	大麻籽油

全植物含 Omega 3 的比率

植物亞麻油來源		
名稱	英文名	% ALA
山核桃堅果	Carya illinoinensis	0.6
波斯核桃	Juglans regia	6.3
Butternuts	Juglans cinerea	8.7
大麻子	Cannabis sativa	8.7
亞麻籽	Linum usitatissimum	18.1
榛子	Corylus avellana	0.1